Dr. Harold H. Markus / Hans Finck

W0109018

Candida,
der entfesselte Hefepilz

Die versteckte Massenkrankheit und ihre Heilung

Ratgeber Ehrenwirth

Die Deutsche Bibiliothek — CIP-Einheitsaufnahme

Markus, Harold H.:
Candida, der entfesselte Hefepilz : die versteckte
Massenkrankheit und ihre Heilung / Harold H. Markus/Hans
Finck. – München : Ehrenwirth, 1995
(Ratgeber Ehrenwirth)
ISBN 3-431-03420-9
NE: Finck, Hans:

ISBN 3-431-03420-9
Ehrenwirth Verlag GmbH, Schwanthalerstr. 91, D-80336 München
Umschlag: Rainald Schwarz, München
Umschlagfoto: Prof. Dr. Hans Rieth, Hamburg
Abbildungen: Ardeypharm GmbH, Herdecke
Satz: ew print & medien service gmbh, Würzburg
Druck: Landesverlag Linz
Printed in Austria

Inhalt

1. Einleitung

Fünf Jahre nach dem Erscheinen unseres erfolgreichen Titels »Ich fühle mich krank und weiß nicht warum – Candida albicans, die maskierte Krankheit« haben wir uns entschlossen, ein weiteres Buch zum Thema Candida zu veröffentlichen. Warum? Ist nicht die Problematik der Hefepilzerkrankungen mittlerweile immer wieder in den Medien abgehandelt worden? Ist nicht eine wahre Flut neuer Bücher unterschiedlicher Qualität über das Thema erschienen (vor allem in den letzten zwei Jahren)? Sind nicht Ärztinnen und Ärzte, Heilpraktiker(innen) und Patient(inn)en heute weit besser darüber informiert als damals? Warum also noch ein Buch? Unsere Entscheidung hatte mehrere Gründe.

Erstens ist in den letzten Jahren eine Fülle neuer wissenschaftlicher Erkenntnisse über die Erkrankung publiziert worden. Zum Teil bestätigen sie, was wir in unserem ersten Buch nur als Vermutung zu äußern wagten: die Brisanz der Erkrankung, ihre Querverbindungen zu verschiedenen anderen schweren Krankheitszuständen, ihre Bedrohlichkeit für das Immunsystem.

Ständig erscheinen weitere Forschungsergebnisse, die belegen, daß ein noch größeres Spektrum von Krankheiten als ursprünglich angenommen über verschiedene Mechanismen mit einer Candida-Erkrankung in Zusammenhang stehen kann. Außerdem haben sich in der Praxis viele neue erfolgversprechende Therapieansätze ergeben, die durchaus hilfreich sein können. Wir finden, es ist an der Zeit, den aktuellen Stand der Kenntnisse in leicht zugänglicher und klarer Form darzustellen. Dieses Buch soll Ihnen ein übersichtliches Nachschlagewerk mit allen neueren und neuesten Fakten sein.

Zweitens hat sich unsere Sichtweise von der Erkrankung inzwischen etwas verschoben. Nach den Erfahrungen der letzten Jahre wird zunehmend deutlicher, daß Candida auf einer Immunschwäche beruht und daß es nicht genügt, die Pilze mit Antipilzmitteln (Antimykotika) zu bekämpfen, sondern daß gleichzeitig das Immunsystem gestärkt werden muß, will man Rückfälle vermeiden. Immer öfter zeigt sich, daß es weniger um die Feststellung geht, *ob* ein Mensch von Hefepilzen befallen ist, sondern um die Frage, *warum* die Pilze in ihm ein günstiges Terrain gefunden haben. Nur wenn man diese Frage richtig beantwortet (und dazu gehört auch die Abklärung von Immundefekten), kann man als Arzt Patient(inn)en helfen, bei denen die Pilzerkrankung trotz antimykotischer Behandlung wieder aufflammt.

Außerdem bin ich* aufgrund der immer wieder überraschenden Erfahrungen in meiner Praxis (in der ich mittlerweile etwa 25.000 Menschen mit Hefepilzerkrankungen behandelt habe) zu dem Schluß gekommen, daß es kein allgemeingültiges, unfehlbares, bei allen gleich wirksames Therapiekonzept geben kann. Die Behandlungsansätze, die Dosierung der Mittel, die Ernährung und manches andere müssen stets neu an die unterschiedlichen Bedürfnisse des einzelnen angepaßt werden. Auch diese Erkenntnisse aus der persönlichen Praxis finden in unserem Buch ihren Niederschlag.

Der dritte Grund für dieses neue Buch aber ist die Tatsache, daß trotz der erfreulichen Medienaufmerksamkeit offensichtlich weiterhin ein Bedarf an sachgemäßer Aufklärung besteht. Denn nach wie vor kommen allzu viele Patient(inn)en mit den typischen Symptomen einer Candida-Erkrankung erst nach einer langen Odyssee von Arzt zu Arzt in meine Praxis, nachdem ihre Krankheit von Hausärzten und Spezialisten nicht erkannt und bagatellisiert wurde. Noch immer werden zahllose teure Diagnostikprozeduren zur Abklärung verwirrender Krankheitsbilder angeordnet, während einfache Methoden (etwa Abstrich, Stuhlprobe, ELISA, CHAT oder IFT) den Candida-Befall offenbaren würden – wenn nur jemand an eine Pilzerkrankung denken würde. Da werden Darm und Magen gespiegelt, da wird geröntgt, da werden Ultraschall, Computertomographie und Kernspin-Tomographie eingesetzt, da werden zu guter Letzt die Patient(inn)en zum Psychiater geschickt, oder es werden teure Kuren genehmigt, die bestenfalls eine gewisse Erholung bringen, aber ebensowenig wie die anderen Verfahren zum Ziel führen, da die richtige Diagnose noch nicht gestellt wurde.

Wie ist so etwas möglich, wo doch die Krankheit mittlerweile (im übertragenen und vielleicht auch im tatsächlichen Sinn) in aller Munde ist? Vielleicht liegt es daran, daß der im Prinzip äußerst erfreuliche hohe Bekanntheitsgrad der Candidiasis auch seine Tücken hat. Denn es gibt manche Ärztinnen und Ärzte, die Hefepilzerkrankungen als Modeerscheinung empfinden und sie deshalb nicht ganz ernst nehmen – in der irrigen Annahme, daß derartige Beschwerden schon in ein paar Jahren wie eine Mode wieder verschwinden würden.

---

* Wir gebrauchen im folgenden »ich«, wenn es um persönliche Erfahrungen, Beobachtungen und Erkenntnisse aus der Praxis von Dr. Harold Markus geht, »wir«, wenn beide Autoren hinter den Aussagen des Buches stehen.

In den Augen anderer Fachleute gewinnt die Krankheit anscheinend aufgrund ihres hohen Verbreitungsgrades eine gewisse Normalität (»Candida? Das hat doch jeder!«), die sie daran hindert, ihre Brisanz zu erkennen und sie gründlich zu behandeln. Sogar Hochschullehrer aus den Fachgebieten der Gastroenterologie und der inneren Medizin verbreiten oft den Gedanken, daß die typischen Blähungen und anderen Bauchbeschwerden von Candida-Patient(inn)en auf ein Colon irritabile (deutsch: Dickdarmreizung) zurückzuführen seien, wobei aber nicht gesagt wird, wovon der Darm denn gereizt sei. Gern spricht man von Aerophagie (deutsch: Luftschlucken) und unterstellt, daß die Betroffenen beim Essen größere Mengen Luft mit hinunterschlucken. Oder es ist die Rede von sogenannter dyspeptischer Fäulnis (also von Fäulnisprozessen, die aufgrund von Störungen der Magensaftbildung entstehen), ohne zu beachten, daß die eigentlichen Fäulnisprozesse erst im Darm ablaufen.

Wieder andere Therapeut(inn)en halten sich an allzu einfache Therapiekonzepte, weil sie noch nicht ausreichend informiert sind über die vielfältigen Mechanismen, über die Hefepilze den menschlichen Körper schädigen können.

Gründe genug also zu hoffen, daß unser neues Werk zum Thema Candida vielen Menschen helfen kann, sich ein noch klareres und verständlicheres Bild der Krankheit zu machen als bisher.

2. Pilzerkrankungen auf dem Vormarsch

Die Mykologie (die Lehre von den Pilzerkrankungen) war bis vor kurzem ein Stiefkind der Medizin. Über Menschen, die von unästhetischem Fußpilz befallen waren, hat man sich eher lustig gemacht, als daß die Krankheit ernsthaft behandelt wurde. Um Pilze als Verursacher innerlicher Infektionen kümmerte man sich ebenfalls wenig, weil sie sehr schwer zu entdecken sind – zumindest zu Lebzeiten des Patienten (tragischerweise wird ein Großteil der Pilzerkrankungen an inneren Organen erst bei Autopsien, also nach dem Tod, festgestellt). Die bestürzende Zunahme der Vaginalpilzerkrankungen in den letzten Jahrzehnten hat kaum einen Gynäkologen alarmiert; statt dessen kann man heute gelegentlich von Gynäkologen hören, Hefepilze in der Vagina seien – weil bei sehr vielen Frauen zu finden – zur »normalen« Scheidenflora zu rechnen. Von Hefepilzerkrankungen des Darms wußte man bis vor wenigen Jahren hierzulande überhaupt nichts. Als wir vor fünf Jahren unser erstes Buch »Ich fühle mich krank und weiß nicht warum« veröffentlichten, war von ärztlicher Seite oft die Kritik zu hören, wir hätten eine Reihe ganz alltäglicher Bagatellbeschwerden zusammengestellt und sie auf eine gemeinsame Ursache, nämlich Pilze im Darm, zurückgeführt, obwohl es Dutzende anderer Gründe für diese Beschwerden gebe.

Um diesen Vorurteilen nochmals zu begegnen, vorweg einige aktuelle Daten und Fakten, die zeigen, welches bedrohliche Ausmaß Pilzerkrankungen tatsächlich in Deutschland angenommen haben:

9000 Menschen sterben jährlich in Deutschland an Pilzinfektionen: Umgerechnet bedeutet dies, daß etwa jede Stunde hierzulande ein Mensch an einer Pilzinfektion stirbt. Oberflächlich betrachtet leiden diese Personen oft an anderen schweren Grunderkrankungen, etwa an Krebs, Aids, Lungenentzündung; oder sie haben sich gerade einer komplizierten Operation unterzogen. Wenn man sich die Fälle aber genauer ansieht, ist die eigentliche Ursache für den Tod eine Verpilzung aufgrund des durch die anderen Faktoren geschwächten Immunsystems. Nun könnte man sagen: Mag sein, aber wer Krebs oder Aids hat, stirbt doch mit einiger Wahrscheinlichkeit ohnehin. Dies ist zwar im Prinzip nicht falsch, aber die Sache hat einen Haken: Wenn die Pilzinfektionen dieser Schwerkranken rechtzeitig und optimal behandelt würden, könnten viele von ihnen zunächst einmal gerettet werden und hätten die Hoffnung, noch viele Monate oder auch Jahre zu leben. Immerhin: Von den ca. 45.000 Menschen, die jährlich an inneren Pilzinfektionen (Organmykosen) erkranken, kann ein Großteil tatsächlich gerettet werden.

Jeder vierte Deutsche ist an Hautpilz erkrankt: Diese alarmierenden Zahlen nannte im Oktober 1994 der Leiter der Abteilung Mykologie an der Charité in Berlin, Hans-Jürgen Tietz.

Jede vierte Frau leidet an Pilzinfektionen im Unterleibsbereich: Auch diese Zahl nannte Hans-Jürgen Tietz im Jahr 1994. Viele der betroffenen Frauen haben die Infektionen schon oft mit Antipilzmitteln behandelt, erleben aber immer wieder Rückfälle. Geringere, jedoch ebenfalls alarmierende Werte nennt Werner Mendling aus Wuppertal: Jede zehnte Frau leide unter Sproßpilzen im Scheidenbereich, bei Schwangeren in den letzten drei Monaten vor der Geburt finde man die Pilze jedoch bei etwa 30 Prozent der Frauen.

Jede zweite Schwangere leidet unter Pilzinfektionen: Auch diese Schätzung stammt von Hans-Jürgen Tietz. Besonders bedenklich ist diese Zahl, weil damit jedes zweite Baby Gefahr läuft, bei seiner Ankunft auf dieser Welt als erstes von Hefepilzen begrüßt zu werden und sich damit schwere Infektionen und Belastungen für das Immunsystem zuzuziehen.

Keine Scheideninfektion ohne Darminfektion: Der amerikanische Candida-Experte William Crook weist darauf hin, daß bei Frauen mit Hefepilzinfektionen der Vagina ausnahmslos auch Pilze im Darm zu finden sind. Damit ist erklärt, warum viele Frauen trotz örtlicher Behandlung mit antimykotischen Cremes immer wieder an Scheidenpilz erkranken: die Pilze wandern von neuem über den Damm ein. Crook vermutet, daß in der Regel die Darminfektion der Scheideninfektion vorausgeht.

12 bis 15 Prozent der Deutschen leiden unter Pilzinfektionen der Nägel: Dies ist nicht nur ein kosmetisches Problem, sondern ebenso ein seelisches (viele Betroffene mögen sich kaum noch mit nackten Füßen in einem Schwimmbad zeigen) sowie ein immunologisches – denn auch in Nagelpilzen spiegelt sich eine Schwächung des Immunsystems wider, bzw. diese Pilze tragen zur Schwächung der Abwehr bei. Oft leiden die Patient(inn)en schon seit Jahren oder Jahrzehnten unter Fuß- und Nagelpilz und haben nach mehreren mißglückten oder nicht konsequent durchgeführten Therapieversuchen die Gegenwehr aufgegeben.

Candida albicans ist der am weitesten verbreitete Pilzerreger: Dies konstatierte kürzlich Prof. Dr. Wolf Meinhof, der Leiter der Dermatologischen Klinik im Klinikum Aachen. 70 bis 80 Prozent aller Pilzerkrankungen gehen auf das Konto dieses Hefepilzes.

Mindestens 18 Milliarden DM pro Jahr kostet die Behandlung von Pilzinfektionen die deutschen Krankenkassen: Diese Zahl stammt aus dem Jahr 1994 – Tendenz mit einiger Sicherheit steigend. Allerdings ist die Zahl in Relation zu setzen zu den unter Umständen weit höheren Kosten für stationäre Behandlung und aufwendige Untersuchungen, die durch eine rechtzeitige Pilztherapie vermieden werden können.

Bei vielen Krankheiten ist Candida nicht weit

Wie rasch der Candida-Pilz um sich greifen kann, wenn sich Menschen in schlechtem Gesundheitszustand befinden, zeigen die folgenden Zahlen: Eine Studie ergab, daß Kranke zu 54,7 Prozent Hefen im Mund haben, Gesunde jedoch nur zu 34,4 Prozent. Bei 38,1 Prozent der Kranken waren speziell Hefen der Gattung Candida albicans zu finden, aber nur bei 17 Prozent der Gesunden.

Ähnlich ist die Problematik im Stuhl: Bei 38,2 Prozent der Kranken fand man dort Hefen, aber nur bei 23,2 Prozent der Gesunden. Für Candida albicans lag das Verhältnis bei 26,4 zu 18,5 Prozent. Auch für den Befall von Vagina und Haut liegen vergleichbare Ergebnisse vor.

Prof. Siegfried Nolting von der Universität Münster hat kürzlich mehr als 500 Patient(inn)en der inneren Abteilung eines Krankenhauses auf Hefepilze im Mund- und Analbereich untersucht. Sein Ergebnis: Bei 61 Prozent der Patient(inn)en entdeckte er Hefen im Rachen (33 Prozent davon Candida albicans); im Afterabstrich fand er bei 44 Prozent der Untersuchten Hefen (davon 31 Prozent Candida albicans).

3. Der Candida-Steckbrief

Der 30jährigen Lehrerin Maria F. geht es seit einiger Zeit so schlecht, daß sie nicht arbeiten kann. Sie erzählt folgende Krankengeschichte: Als Kind litt sie an leichtem Milchschorf (Schuppen, Nässen, Krustenbildung vor allem an den Wangen), der, da die Symptome nur gering waren, nicht behandelt wurde. In der Pubertät stellte sich eine schwere pustulöse Akne ein, die bis zum siebzehnten Lebensjahr mit Breitbandantibiotika behandelt wurde. Eine hoch fieberhafte Angina wurde ebenfalls mit Antibiotika behandelt. Ende Zwanzig, etwa zur Zeit der Geburt ihres zweiten Kindes, verschlechterte sich ihr Zustand rapide. Geplagt von einem unwiderstehlichen Drang nach Süßigkeiten, nahm sie in der Schwangerschaft 30 Kilo zu. Nach der Geburt pendelte sie ständig zwischen Urologen und Gynäkologen hin und her. Grund: dauerndes Jucken an den Geschlechtsteilen sowie Blasenentzündungen, was beides ohne Erfolg mit Antibiotika behandelt wurde.

In der Praxis erzählt sie, daß sie seit einiger Zeit nur noch wenige Nahrungsmittel verträgt, da sich sofort Bauchkrämpfe mit starken Blähungen einstellen. Die Bauchschmerzen wurden schon verschiedentlich als Blinddarm- oder Eileiterentzündung diagnostiziert, berichtet sie. Schließlich entschloß man sich sogar zu einer Blinddarmoperation. Tatsächlich war der Wurmfortsatz leicht entzündet, doch das Allgemeinbefinden der Patientin änderte sich trotz der Operation nicht. Neue Symptome kamen hinzu, vor allem schleimiger, blutiger Stuhl, der Maria F. ans Haus fesselte, da sie sich für die übelriechenden Blähungen schämte. Die Entzündungen an der Harnröhre und im Genitalbereich machten ein normales Eheleben unmöglich.

Bei der Untersuchung zeigen sich ein seborrhoisches Ekzem an der Kopfhaut, ein nässendes Ekzem zwischen den Fingern und stark verkrümmte und verfärbte Fußnägel. Der rechte Unterbauch ist druckempfindlich, der Bauch enorm aufgetrieben. Die Darmgeräusche sind ohne Stethoskop zu hören. Die Blutuntersuchung ergibt sehr hohe Antikörperwerte gegen Candida albicans (1: 1280). Auch die Antikörperwerte gegen das Epstein-Barr-Virus und andere Herpesviren sind stark erhöht. Das Resultat der Immununtersuchung ist eine deutliche Erhöhung der B-Zellen und der T_8-Suppressorzellen – beides Anzeichen für eine verstärkte Beanspruchung des Immunsystems. Die Stuhluntersuchung zeigt eine starke Besiedlung mit den Pilzen Candida albicans und Geotrichum; die normale Bakterienflora des Darms ist ernstlich gestört.

Die Therapie besteht zunächst aus dem Absetzen aller raffinierter Kohlenhydrate und von Vergorenem (sprich: von allen Produkten, die weißen Zucker, Weißmehl oder Alkohol enthalten). Ich verordne Nystatin sowie Laktobazillen und Bifidobakterien zur Regeneration der Darmflora. Dadurch verbessert sich das Allgemeinbefinden der Patientin, und auch die Bauchsymptome werden geringer. Die Krämpfe und die Druckempfindlichkeit im rechten Unterbauch sowie die Blasenentzündungen bleiben jedoch unverändert.

Bei der Allergieaustestung zeigt sich, daß die Patientin auf verschiedene Nahrungsmittel empfindlich reagiert, außerdem auf Hausstaubmilben, die Schimmelpilzgruppe Alternaria und zwei weitere Schimmelpilzgruppen. Mit verdünnten Allergenextrakten wird eine orale Desensibilisierung eingeleitet. Danach verbessern sich die Antikörperwerte gegen Candida erheblich, ein Großteil der Symptome aber bleibt dennoch bestehen, insbesondere die Ekzeme und die Nagelveränderungen.

Da ich eine systemische Pilzbesiedlung vermute (also eine Ausbreitung der Pilze über die Blutbahn bis zu inneren Organen), verordne ich Fluconazol in Form von Fungata® – dreimal 1 Tablette in dreitägigen Abständen. Daraufhin verbessern sich die Blasen- und Scheidensymptome schlagartig. Der Erfolg ist jedoch nicht anhaltend. Also greifen wir zu zwei weiteren systemisch wirksamen Antimykotika: Ketoconazol (Nizoral®) und Amphotericin B (Amphomoronal®). Dabei zeigt sich ein guter Erfolg schon bei 50 mg (1/4 Tablette) Ketoconazol.

Nach drei Monaten setzen wir die Therapie ab und empfehlen der Patientin weitere Vorsicht beim Verzehr raffinierter Kohlenhydrate. In kürzester Zeit stellen sich die Bauchbeschwerden wieder ein. Wir unternehmen einen etwa sechswöchigen Therapieversuch mit einem weiteren Antimykotikum (Itraconazol, Markenbezeichnung Sempera®) – ohne nennenswerten Erfolg. Dann kehren wir zu Amphotericin B und Ketoconazol zurück, da sich diese Kombination bereits als erfolgreich erwiesen hatte. Circa 18 Monate bleiben wir bei dieser Therapie, wobei (wegen denkbarer Nebenwirkungen) die Leberwerte monatlich überwacht werden. Tatsächlich gehen dadurch die Bauch- und Genitalbeschwerden entscheidend zurück. Allein eine enorme Müdigkeit bleibt bei gleichzeitigen hohen Antikörperwerten gegen verschiedene Viren. Also leiten wir zusätzlich eine antivirale Therapie ein: dreimal wöchentlich Gammaglobulin in hohen Dosen, zweimal wöchentlich Alpha-Interferon (1 Million Einheiten) sowie viermal täglich 200 mg Zovirax fünf Tage lang. Daraufhin verbessert sich der Zustand der Patientin auf Dauer. Die Antikörperwerte gegen Herpesviren gehen zurück, woraus zu schließen ist,

daß sich die Immunlage verbessert hat. Gleichzeitig unterstützen wir das All-
gemeinbefinden durch Infusionen von Vitamin C und Vitamin-B-Komplex
sowie durch orale Einnahme von hefefreiem Selen, Betakarotin, Vitamin C
und E (Stoffe, die als Antioxidantien bekannt sind).

Dieser Fall zeigt, wie komplex das Krankheitsgeschehen bei einer Candida-Erkrankung sein kann. Sicherlich bestand bei Maria F. eine gewisse
erbliche Vorbelastung, die sich schon durch den Milchschorf kurz nach
ihrer Geburt äußerte. Die schweren chemischen Therapien mit Antibiotika gegen Akne, Angina usw. wie auch die Antibabypille, die die Patientin über viele Jahre einnahm, trugen zum Immunstreß bei, indem sie
das Immunsystem schwächten, die nützliche Bakterienflora im Darm
beseitigten und so der Pilzansiedlung Vorschub leisteten. Fortan stellte
die starke Pilzbesiedlung eine so große Belastung für das Immunsystem
dar, daß die Herpesviren-Infektionen nie zur Ausheilung kommen konnten. Im dreißigsten Lebensjahr lief das Faß über, das Immunsystem kapi-
tulierte vor dem Dauerstreß.
Bevor wir jedoch näher auf die vielfältigen Symptome und Beschwerden
eingehen, die von einer Candida-Infektion ausgelöst werden können,
möchten wir Ihnen den Candida-Pilz genauer vorstellen: Woher kommt
er, wovon ernährt er sich, wie verhält er sich, wie steckt man sich an?

Candida albicans – ein Pilz aus der Gruppe der Hefepilze

Candida albicans und andere Candida-Varianten gehören zur Gruppe der
Hefepilze. Insgesamt gibt es mehrere hundert verschiedene Hefen; die
meisten davon sind nach bisherigen Erkenntnissen wenig bedrohlich für
den Menschen. Hefen sind Sproßpilze. Sie sind wesentlich kleiner als
menschliche Zellen, aber um ein Vielfaches größer als Bakterien. Die
moderne Biologie räumt den Pilzen ein eigenes Reich zwischen dem
Reich der Bakterien, dem Reich der Tiere und dem Reich der Pflanzen
ein. Evolutionsgeschichtlich sind sie höher entwickelt als Bakterien und
verfügen deshalb über komplexere Überlebensstrategien und Selbst-
schutzmechanismen. Beispielsweise können sie sowohl einzellig als auch
in Zellverbänden auftreten.
Hefepilze können sich auf zweifache Weise vermehren. Die erste
Möglichkeit ist die Zellteilung ähnlich wie bei Bakterien: Eine Hefezelle

teilt sich in zwei mit der Mutterzelle identische neue Zellen. Die beiden neu entstandenen Zellen trennen sich dabei nicht unbedingt völlig, sondern bleiben oft durch eine »abgeschnürte« Stelle miteinander verbunden, wie Perlen auf einer Kette. Man nennt diese Pilzzellketten Pseudohyphen oder Pseudomyzel. Bei optimalen Umweltbedingungen (ausreichendes Nahrungsangebot, richtige Temperatur und Feuchtigkeit) kann diese Teilung bzw. Sprossung alle 20 Minuten wiederholt werden. So kann theoretisch innerhalb weniger Stunden oder Tage aus einer sehr kleinen Hefezellenkolonie eine gewaltige Menge heranwachsen – wie übrigens jeder weiß, der einmal das rapide Anschwellen des Teigs beim Pizzabacken erlebt hat. Diese ei- oder kugelförmigen Zellen existieren zusammen in großen Haufen.

Die andere Möglichkeit der Hefepilz-Vermehrung ist die Bildung von echten Hyphen (auch echtes Myzel genannt). Dies geschieht vor allem bei hohen, also eher basischen pH-Werten. Die neugebildeten Zellen hängen dabei – anders als bei der Aussprossung – nicht einzeln wie Perlen einer Kette aneinander, sondern fügen sich zu einem Schlauch zusammen. Diese schlauchförmigen Gebilde wachsen bevorzugt in die Richtung, in der das Nahrungsangebot (vor allem an Zucker) gut ist; sie verzweigen sich ähnlich wie die Äste und Zweige von Pflanzen; und die Spitzen der Hyphen können ähnlich wie die Wurzelspitzen einer Pflanze Nährstoffe für den Gesamtorganismus aufnehmen, damit diese innerhalb der Schläuche überallhin transportiert werden.

Welche Hefepilze können dem Menschen gefährlich werden?

Candida ist die Bezeichnung für eine ganze Gattung von Hefepilzen. Der Begriff Candida kommt aus dem Lateinischen und bedeutet »blaß« oder »weiß« und nimmt damit Bezug darauf, daß die Infektionsherde auf der Schleimhaut mit einem weißlichen Belag überzogen sind. Die meisten Vertreter dieser Gattung werden dem Menschen nicht gefährlich, einige davon aber können unter für sie günstigen Bedingungen Krankheiten auslösen. Dies sind

Candida albicans: Dieser Pilz ist in Europa für etwa 90 Prozent der Hefepilzinfektionen verantwortlich. »Albicans« bedeutet im Lateinischen »weiß machend«. Der Pilz haftet sehr fest an der Schleimhaut, braucht nur wenig Sauerstoff und kann deshalb sowohl im relativ sauerstofffreichen Dünndarm als auch im verhältnismäßig sauerstoffarmen Dickdarm überleben. Candida albicans kommt praktisch ausschließlich in der Mundhöhle, im Urin, im Stuhl und im Darm von Menschen und Tieren vor, dort allerdings ist dieser Pilz sehr verbreitet.

Candida glabrata (veraltete Bezeichnung: Torulopsis glabrata): Dieser Pilz ist ebenfalls recht häufig bei Hefepilzerkrankungen beteiligt (vor allem bei Scheiden- und Harnwegsinfekten). Er kann auch in sehr saurer Umgebung (etwa im Magensaft) überleben und sich vermehren.

Candida guilliermondii: Dieser Pilz kommt wie Candida albicans vielerorts in unserer Umwelt vor: in der Luft, im Wasser, auf Pflanzen, in Lebensmitteln. Eine Infektion mit dieser Candida-Art ist sehr gefährlich. Man findet sie vor allem bei Herzentzündungen, bei Blutvergiftungen und bei Meningitis (Hirnhautentzündung) immungeschwächter Personen. Auch bei Nagelpilz und Hautbefall ist dieser Pilz öfters beteiligt.

Candida krusei: Dieser Pilz findet sich im Speichel, im Stuhl, in der Scheide, an Finger- und Zehennägeln, aber auch in den Bronchien. Er kann bei Durchfallerkrankungen von Kindern im Spiel sein.

Candida parapsilosis (andere Bezeichnung: Candida parakrusei): Dieser Pilz ist vor allem bei Nagel- und Hautpilz beteiligt.

Candida pseudotropicalis: Dieser Pilz findet sich im Speichel und auf der Schleimhaut. Er ist bei Fehlen anderer Nahrung in der Lage, sich von abgestorbenen Schleimhautzellen zu ernähren.

Candida tropicalis: Dieser Pilz ist nicht so gefährlich wie Candida albicans, aber nur sehr schwer mit den gängigen Antimykotika zu behandeln. Er tritt öfters zusammen mit Candida albicans auf, was die Therapie erschwert, weil Candida albicans möglicherweise auf die antimykotische Behandlung reagiert, während Candida tropicalis unbeeinflußt bleibt, sich weiter vermehrt und die Beschwerden bald wieder aufflammen läßt. Auch Candida tropicalis haftet hartnäckig an den menschlichen Schleimhäuten.

Außerdem gehören auch die Gattungen Cryptococcus, Trichosporon und Malassezia zur Gruppe der Hefepilze. Die durch sie hervorgerufenen Krankheiten sind nicht Thema dieses Buches – obwohl immer auch an diese Pilzgattungen und an andere Pilze zu denken ist, wenn eine Candida-Therapie nicht anschlägt. (Vergleiche hierzu auch unser Buch »Warum fühle ich mich ständig krank? Das Schimmelpilzproblem«, Ehrenwirth Verlag, München 1992.)

Wovon ernähren sich Hefepilze?

Die bevorzugte Nahrung von Hefepilzen sind Kohlenhydrate, hauptsächlich in einfacher Form wie Fruchtzucker (Fruktose), Traubenzucker (Glukose), Rohrzucker (Saccharose), Malzzucker (Maltose), Alkohol (wird im Körper zu Glukose abgebaut und so wieder für die Pilze verwertbar) u.a. Weniger gut können Hefepilze von komplexer aufgebauten (für unseren Gaumen nicht direkt süß schmeckenden) Kohlenhydraten existieren, wie sie in Vollkorngetreide und Gemüse vorkommen. Völlig aushungern aber kann man die Pilze mit einer reinen Vollwertdiät ohne Zucker und Weißmehl nicht. Im Gegenteil, das Aushungern kann sogar gefährlich sein, wenn man nicht gleichzeitig pilzabtötende Mittel einnimmt. Denn finden die Pilze im Darm keine Nahrung, senden sie ihre Myzelien in die Darmschleimhaut aus, um über die dort vorhandenen Blutgefäße Zugang zum Blutzucker zu bekommen.

Auch aus Eiweiß können die Pilze zur Not Energie gewinnen, deshalb ist eine Beschränkung der Nahrung vorwiegend auf Fleisch ebenfalls keine endgültige Lösung für eine Pilzinfektion des Darms.

Wo kann man sich anstecken?

Ursache einer gravierenden Candida-Infektion ist in den meisten Fällen eine vorübergehende oder länger andauernde Schwächung des Immunsystems. Denn nur dann kann sich dieser »opportunistische« Erreger dramatisch ausbreiten bzw. die opportune (günstige) Gelegenheit zur massenhaften Vermehrung nutzen.

Candida-Keime sind auf Haut und Schleimhaut von Menschen und Tieren weit verbreitet. Auch auf Gegenständen, die Menschen oder Tiere berührt haben oder die mit Ausscheidungen von Infizierten in Kontakt kamen, können Candida-Pilze eine Zeitlang überleben. In geringen Mengen wird man also mit Candida-Keimen immer wieder im Alltag konfrontiert: Sie können durch Küsse, gemeinsame Benutzung von Trinkgläsern oder verkeimte Zahnbürsten in den Verdauungstrakt gelangen; durch Haut- oder Schleimhautkontakt mit infizierten Menschen übertragen werden (schon ein Händedruck kann genügen, mehr Keime wandern natürlich durch genitalen und genital-oralen Geschlechtsverkehr zum Partner); auf dem eigenen Körper von den Füßen zu den Händen, zum

Mund und zu den Genitalien oder auch vom Darmausgang in die Vagina gelangen; und schließlich durch Husten und Kontakt mit dem Urin oder den Fäkalien infizierter Personen übertragen werden. Auch in die Nase und in den Gehörgang können die Pilze durch die Hände gelangen. Man muß dabei immer bedenken, daß es im Grunde keinen »Fußpilz« oder »Nagelpilz« oder »Speichelpilz« oder »Darmpilz« gibt, sondern daß viele Pilze, allen voran die sehr verbreitete Art Candida albicans, in allen diesen Regionen überleben und Beschwerden verursachen können. Was gestern ein Fußpilz war, kann schon morgen zum Darmpilz werden.

In öffentlichen Schwimmbädern, Saunen, Whirlpools und auf Toilettensitzen kann man sich ebenfalls infizieren. Neuere Studien zeigen, daß Candida-Pilze auch auf unbelebten Gegenständen 24 Stunden und länger vermehrungsfähig bleiben. Krankenhäuser sollten dies beherzigen und auf Stationen mit pilzinfizierten oder pilzgefährdeten Menschen antimykotische Vorsichtsmaßnahmen ergreifen.

Besonders leicht können Ansteckungen stattfinden, wenn man Kontakt zu Menschen mit geschwächtem Immunsystem hat, weil sie sehr oft die Pilze in sehr großen Mengen in sich tragen und somit wesentlich mehr Keime auf einmal übertragen können als Gesunde.

Nur wenige dieser Übertragungsmöglichkeiten stellen zunächst eine echte Bedrohung für einen Menschen mit intaktem Immunsystem dar. Es sind diejenigen, bei denen der Pilz plötzlich in hohen Keimzahlen an den Körper gelangt, etwa beim Sexualverkehr oder intensiven Küssen mit einer stark infizierten Person oder auch bei ständigem engem Kontakt mit einer immungeschwächten Person.

In allen anderen Fällen aber würde die Immunabwehr des Gesunden die relativ geringen Keimmengen, die in den Körper gelangen, problemlos bewältigen. Gefährlich werden können solche zunächst harmlosen Ansteckungen dennoch, weil es den Pilzen oft gelingt, in kleinen Mengen irgendwo im oder am Körper Fuß zu fassen: im Darm, in der Mundhöhle, in der Speiseröhre, auf der Haut. Wird nun durch irgendeinen Umstand die Abwehr geschwächt (mehr dazu im nächsten Kapitel), so vermehren sich – ausgehend von diesen kleinen »Pilznestern« – die Pilze explosionsartig zu Mengen, die auch für ein intaktes Immunsystem schwer zu bewältigen sind.

Der kürzlich verstorbene Hamburger Mykologe Professor Hans Rieth, der sein Leben der Aufklärung über die Gefahren von Pilzinfektionen widmete, hat deshalb immer gefordert, eine Candida-Infektion auch bei sehr geringen Keimzahlen als Krankheit zu betrachten und gründlich zu behandeln, selbst wenn die Betroffenen keinerlei Beschwerden spüren. Ich unterstütze diese Auffassung voll und ganz, da ich angesichts der Krankheitsgeschichten meiner Patient(inn)en nur zu gut beurteilen kann, wie sich eine zunächst wenig bedrohlich scheinende Pilzinfektion zu einem schweren Krankheitsbild mit gravierender Immunschwäche ausweiten kann, wenn bestimmte Faktoren zusammenkommen.

4. Warum bekommt man Candida?

> Manchmal ist es weniger wichtig zu
> wissen, welche Krankheit vorliegt,
> als, welcher Patient sie hat.
>
> *William Osler*

Da Candida-Hefepilze an den verschiedensten Orten der alltäglichen Umgebung vorkommen, geht es im folgenden weniger darum, *wie* man sich anstecken kann, sondern um die Frage, *warum* sich die Pilze bei manchen Menschen stark ausbreiten und Beschwerden verursachen, bei anderen Personen aber nicht.

In unserem ersten Buch zum Thema Candida (»Ich fühle mich krank und weiß nicht warum«) haben wir die »Henne und Ei«-Frage »Wer war zuerst da, die Immunschwäche oder die Candida-Infektion?« noch unentschieden gelassen. Mittlerweile jedoch tendiere ich aufgrund der Erfahrungen der letzten Jahren mehr und mehr zu der Ansicht, daß in den meisten Fällen eine vorübergehende oder länger dauernde Immunschwächung vorliegen muß, damit die Pilze in gefährlichem Maß Fuß fassen und sich ausbreiten können. Im folgenden nennen wir die wichtigsten Faktoren, die zu einer Immunschwächung führen und somit eine Candida-Infektion nach sich ziehen können.

Medikamente und andere ärztliche Maßnahmen

Antibiotika: Seit der Erfindung des Penizillins in den dreißiger Jahren haben diese Mittel einen Siegeszug um die Welt angetreten. Vormals oft tödliche bakterielle Infektionen aller Art erschienen mit Hilfe der Wunderdroge Penizillin auf einmal binnen kürzester Zeit kurierbar. Zweifellos haben diese Mittel schon viele Millionen Menschenleben gerettet.

Dennoch ist mittlerweile eine gewisse Ernüchterung gegenüber ihrer Anwendung eingetreten. Das liegt zum einen daran, daß die Mikroorganismen, gegen die diese Medikamente gerichtet sind, immer neue Strategien finden, sich deren tödlicher Wirkung zu entziehen, das heißt, sie werden resistent. Zum anderen töten antibakterielle Mittel grundsätzlich auch einen mehr oder minder großen Teil der »freundlichen« Bakterienflora des Darms ab.

Die Folgen dieser zweiten Nebenwirkung können verheerend sein. Denn die gutartigen Bakterien im Darm (vor allem die Bifidobakterien und Laktobazillen darunter) sind keine Bedrohung für den Körper, sonder unterstützen das Immunsystem bei der Abwehr feindseliger Erreger. Werden sie nun durch Antibiotika dezimiert oder völlig vernichtet (die modernen Breitbandantibiotika raffen oft fast sämtliche nützlichen Darmbewohner auf einmal dahin), haben Krankheitserreger freie Bahn: zum einen gegen Antibiotika resistente schädliche Bakterien (z.B. Staphylokokken, Streptokokken, Pseudomonas-Arten und Klebsiellen), mehr aber noch Pilze, weil die gängigen Antibiotika nur gegen Bakterien, nicht aber gegen die völlig anders aufgebauten Pilzorganismen wirken. Die einzige uns bekannte Ausnahme ist das seit Jahrzehnten auf dem Markt befindliche Antibiotikum Mysteclin, das sowohl den gegen Bakterien wirksamen Stoff Tetracyclin als auch das Antipilzmittel Amphotericin B enthält. Leider ist es heute nur noch zur lokalen Anwendung in der Vagina erhältlich, die Tabletten sind nicht mehr im Handel – ein Zeichen dafür, wie sträflich die Gefahr von Pilzinfektionen nach wie vor von der medizinischen Öffentlichkeit hierzulande unterschätzt wird. In England, Frankreich und den USA gilt es heute vielfach als Kunstfehler, Antibiotika ohne gleichzeitige Gabe von Antimykotika zu verordnen.

In der Folge passiert im Darm genau das, was die Menschen hundertfach in ihrer äußeren Umwelt durchexerziert haben, ohne viel aus den Folgen zu lernen: Erst tötet man (in bester Absicht) die natürlichen Feinde bestimmter Arten ab. Dann vermehren sich plötzlich diese bisher für den Menschen kaum bedrohlichen Kreaturen sprunghaft, weil ihrer Ausbreitung nun keine natürlichen Grenzen gesetzt sind. Und schließlich wird aus einer ehemals harmlosen Art eine gefährliche Landplage. Das einstige ökologische Gleichgewicht verschiebt sich, der ursprüngliche Zustand ist nur schwer wiederherzustellen.

Leider werden Antibiotika in sehr vielen Fällen überflüssigerweise verschrieben, etwa bei Grippeerkrankungen (welche bekanntlich auf Virusinfektionen beruhen, gegen die Antibiotika nichts ausrichten), bei Pubertätsakne (die auf Hormonumstellungen zurückgeht und durch Antibiotika in der Regel nicht zu heilen ist) oder auch bei Infektionen der Harnwege (auch wenn keineswegs sicher ist, ob Bakterien an der Infektion beteiligt sind). In medizinischen Lehrbüchern wird immer wieder empfohlen, vor der Gabe von Antibiotika zu testen, welche Keime vorhanden sind und ob sie gegen ein bestimmtes Mittel überhaupt empfindlich sind (Resistenzprüfung). In der Praxis aber ordnen die wenigsten Ärzte die dazu erforderlichen Laboruntersuchungen an.

Wir meinen, Antibiotika sollten aufgrund der erheblichen nachteiligen Nebenwirkungen nur nach strenger Indikation gegeben werden, also lediglich dann, wenn sie wirklich notwendig sind, nicht aber »auf Verdacht«. Vor jeder Antibiotikagabe (außer in Notfällen) sollten die an der Krankheit beteiligten Keime im Labor untersucht und getestet werden, welches Mittel gegen sie wirkt. Breitbandantibiotika, die gegen sehr viele Erreger gleichzeitig wirken, sollte man nur in Notfällen geben, da sie einen besonders großen Teil der nützlichen Darmbakterienflora vernichten. Vor allem aber sollten sich Therapeut(inn)en und Patient(inn)en ausführlicher über die schädlichen Nebenwirkungen dieser Mittel informieren und Vorsichtsmaßnahmen ergreifen: gleichzeitig pilztötende Mittel und während oder spätestens im Anschluß an die Antibiotikabehandlung Bakterienpräparate zum Wiederaufbau der Darmflora einsetzen.

Als Fazit bleibt: Wer öfter Antibiotika nimmt oder in der Vergangenheit nahm, hat sich dabei mit einiger Wahrscheinlichkeit eine Hefepilzinfektion zugezogen.

Kortison: Dieses Medikament und seine Verwandten (Gruppenbezeichnung: Kortikosteroide oder Kortikoide) haben die Eigenschaft, das Immunsystem innerhalb weniger Stunden nach Einnahme fast vollkommen lahmzulegen. Kortikoide schwächen die Bildung bestimmter weißer Blutkörperchen (insbesondere die der T-Lymphozyten), vermindern die Zahl anderer weißer Blutzellen (Eosinophile und Monozyten) und behindern das Wachstum der T-Suppressor-Zellen.

Bei der Behandlung vieler Krankheiten sind Kortikosteroide kaum zu entbehren, etwa bei lebensbedrohenden Allergien (Asthma, allergischer Schock), bei schmerzhaften Gelenkentzündungen (Kortison unterdrückt die Entzündungsreaktion und lindert dadurch die Schmerzen), bei Autoimmunerkrankungen (hier wird durch eine Fehlsteuerung des Immunsystems das eigene Gewebe angegriffen).

Andererseits haben Kortikosteroide verschiedene fatale Nebenwirkungen, die wir hier nicht näher beleuchten wollen. Die meisten davon gehen zurück, wenn man die Medikamente wieder absetzt. Eine Nebenwirkung aber kann bleibende Folgen haben: Die Unterdrückung des Immunsystems (im Darm) führt dazu, daß dort in bisher kleinen Mengen vorhandene Krankheitserreger nicht mehr ausreichend bekämpft werden und sich besser vermehren können. Einer dieser oft in kleinen Mengen vorhandenen Krankheitserreger ist der opportunistische Keim Candida albicans. Alsbald ergreift er die günstige Gelegenheit, breitete sich blitzschnell aus und ist auch nach Absetzen der Kortisontherapie nur schwer zurückzudrängen.

Auch Kortisonpräparate werden leider zu häufig und zu bedenkenlos verordnet – nicht selten einfach deshalb, weil sie praktisch und rasch wirksam sind. Bei Allergien zum Beispiel ist der Einsatz von Kortison eigentlich nur in schweren Fällen gerechtfertigt, ansonsten ist es wesentlich sinnvoller und gesünder (wenn auch aufwendiger), sich durch umsichtiges Verhalten im Alltag vor den Allergieauslösern zu schützen. Bei vielen anderen Erkrankungen wird Kortison ebenfalls vorschnell eingesetzt, ohne daß alle weiteren therapeutischen Wege genügend ausprobiert wurden (etwa bei Darmentzündungen oder Rheuma). Wir meinen, daß Kortison lediglich in Notfällen (etwa bei schweren Pseudokrupp-Attacken von Kindern) und wenn alle anderen Therapien nicht helfen, zur Anwendung kommen sollte. Gleichzeitig sollte man pilzhemmende Mittel und Bakterienpräparate zur Regeneration der Darmflora verwenden.

Nach den derzeitigen Verhältnissen bleibt auch hier als Fazit: Wer öfter oder regelmäßig Kortisonpräparate nimmt oder nahm, hat sich dabei mit einiger Wahrscheinlichkeit eine Hefepilzinfektion zugezogen.

Anabolika: Diese Mittel haben im Körper eine zum Teil ähnliche Wirkung wie Kortison. Daraus läßt sich schließen, daß Bodybuilder, die ihr Muskelwachstum mit solchen Wirkstoffen verstärken wollen, sich eine Immunschwäche und in der Folge zum Beispiel Pilzinfektionen einhandeln könnten. Dr. Randolph A. Widder von der Universitäts-Augenklinik Köln berichtet etwa von einem 24jährigen Bodybuilder, dessen linkes Auge so stark mit Candida befallen war, daß er damit fast nichts mehr sehen konnte. Als Grund vermutet Dr. Widder Anabolika-Mißbrauch.

Andere Immunsuppressiva: Neben Kortison gibt es eine Reihe weiterer immununterdrückender Medikamente, die vor allem bei Rheuma und anderen Autoimmunerkrankungen, aber auch nach Transplantationen eingesetzt werden. Ihre nachteilige Wirkung auf die Zusammensetzung der Darmkeimbesiedelung ist ähnlich wie bei Kortison. Auch hier wäre im Einzelfall zu prüfen, ob nicht andere Therapiewege möglich sind. Außerdem sollte man parallel vorbeugend Antipilzmittel und Bakterien zur Regeneration der Darmflora geben.

Entzündungshemmende Mittel (Antiphlogistika): Diese Mittel werden oft bei Rheuma und ähnlichen Krankheitsbildern, aber auch nach Sportverletzungen oder bei Sehnenscheidenentzündungen verordnet. Sie wirken ebenfalls mehr oder minder stark immununterdrückend und können deshalb ungünstige Verschiebungen der Darmflora zur Folge haben.

Schmerzmittel: Fast alle gängigen Schmerzmittel hemmen in der einen oder anderen Weise das Immunsystem. Bedenkt man, wie leicht Schmerzmittel rezeptfrei erhältlich sind und wie viele Menschen sie leichtfertig und meist ohne ärztliche Kontrolle nehmen, so kann man sich ohne weiteres ausrechnen, daß dadurch die Verbreitung von Candida-Infektionen erheblich gefördert wird. Da Schmerzmittel fast durchweg nicht die Ursache einer Erkrankung bekämpfen, sondern nur das Symptom, gehen wir davon aus, daß viele der rezeptfrei erworbenen Präparate in Situationen eingesetzt werden, in denen andere Therapiewege sinnvoller wären.

Chemotherapie: Krebspatient(inn)en ziehen sich sehr oft Pilzinfektionen zu (Experten meinen sogar, daß viele eher an Pilzinfektionen als am eigentlichen Krebs sterben). Ein Grund liegt natürlich darin, daß der Krebs selbst das Immunsystem belastet beziehungsweise Ausdruck einer Immunschwäche ist. Ein anderer, vielleicht noch wichtigerer Grund aber ist die Behandlung mit Mitteln, die die Krebszellen vernichten sollen (Zytostatika beziehungsweise Chemotherapie). Diese Medikamente zerstören nämlich nebenbei auch Immunzellen und freundliche Darmbakterien, schwächen so das Immunsystem in zweifacher Hinsicht und bereiten den Boden für Pilzinfektionen. Sinnvoll ist es, während einer Chemotherapie parallel Antimykotika und Bakterien zum Wiederaufbau der Darmflora zu geben.

Strahlentherapie: Auch radioaktive Bestrahlung wird zur Behandlung von Tumoren eingesetzt. Sie wirkt ebenfalls immunschwächend, zerstört die gesunde Darmflora und erhöht so das Risiko von Pilzinfektionen bei Krebskranken. Auch hier ist es ratsam, Antimykotika und Bakterien zum Wiederaufbau der Darmflora zu verabreichen.

Katheter: Bei schweren Herzerkrankungen werden oft Venenkatheter gelegt. Leicht können sie mit Pilzen infiziert werden. In der Folge gelangen dadurch ständig Pilze in die Blutbahn und zu inneren Organen – und das bei Menschen, deren Immunsystem ohnehin durch eine schwere Grunderkrankung belastet ist. Durch Dauer-Blasenkatheter können andererseits Pilzinfektionen der Harnwege entstehen.

Amalgam und andere Zahnersatzmaterialien: Amalgamplomben bestehen zum großen Teil aus Quecksilber. Es ist nachgewiesen, daß selbst bei bester Ausführung der Füllungen immer eine gewisse Quecksilbermenge ausgewaschen wird und in den Organismus gelangt. Quecksilber wirkt immunschwächend, kann vermutlich die gutartigen Darmbakterien beeinträchtigen und steht somit in Verdacht, Pilzinfektionen zu fördern. Auch das in letzter Zeit häufiger verwendete Zahnersatzmaterial Palladium soll das Immunsystem schwächen und die Darmflora beeinträchtigen. Außerdem kann es durch Einsatz verschiedener Metalle zu einem Batterieeffekt kommen, bei dem ständig geringe elektrische Ströme im Mund fließen, den Organismus irritieren und die Zahnfüllungen durch Elektrolyse angreifen.

Antibabypille: Die Einnahme hormoneller Empfängnisverhütungsmittel erhöht erfahrungsgemäß das Risiko von Pilzinfektionen bei Frauen. Vermutlicher Grund: Die eisprunghemmenden Mittel führen dazu, daß auf den Schleimhäuten mehr Zucker zur Verfügung steht und sich die Ernährungsbedingungen für Hefen dadurch verbessern. Das in der Pille enthaltene Gestagen ist außerdem direkt vom Pilz verwertbar.

Sinnvoll wäre die parallele Einnahme von Bakterien zum Erhalt einer gesunden Darmflora, außerdem eventuell das Einführen von Bakterien (Laktobazillen) in die Vagina. Bei den sogenannten Mikropillen scheint das Risiko einer Candida-Infektion wesentlich geringer oder gar nicht vorhanden zu sein. Auch das Umsteigen auf nichthormonelle Verhütungsmethoden kommt als Vorbeugung in Frage.

Desinfizierende Scheidenspülungen: Sie töten oft die nützliche Scheidenflora ab und erleichtern so die Ansiedlung von Hefepilzen. Wir empfehlen statt dessen Wasser.

Krank durch Umweltgifte

Die 34jährige Stefanie H. litt seit drei Jahren unter immer wiederkehrenden Pilzerkrankungen. Die Beschwerden waren antimykotisch behandelt worden, aber ohne bleibenden Erfolg. Auch eine Nahrungsmittelumstellung brachte wenig Besserung, bis ich ihr die »Steinzeitdiät« empfahl: nur Fleisch, Fisch und Gemüse, aber keinerlei Getreideprodukte. Anscheinend gehörte sie zu den Personen, deren Organismus komplexe Kohlenhydrate sehr rasch in einfache umwandelt, so daß der Pilz auch von Vollkorngetreide reichlich Nah-

rungsnachschub bekommt. Die Stuhluntersuchung zeigte erhöhte Werte von Candida und Kryptokokken (diese Pilze finden sich vornehmlich in Vogelkot; zur Erklärung: die Patientin lebte in der Nähe einer Taubenzüchtung). Diese Pilzinfektionen wurden mit systemischen Antimykotika behandelt, ohne daß eine entscheidende Besserung eingetreten wäre.

Erst nachdem die Patientin eine Amalgamsanierung hatte durchführen lassen, kam es langsam zu einem bedeutenden therapeutischen Durchbruch. Anscheinend war es hier die große Belastung des Immunsystems durch Amalgam, die alle anderen Therapieversuche scheitern ließ. Eine weitere Bestätigung für die bekannte These der Umweltmedizin, daß eine Häufung von Schadstoffen und Belastungen das »Faß« des Immunsystems zum Überlaufen bringen kann – und daß in solchen Fällen nur eines hilft: das Immunsystem zu entlasten.

Umweltgifte – die Fakten

Umweltgifte sind wahrscheinlich neben der Behandlung mit modernen Medikamenten die zweitwichtigste Ursache für die Zunahme der Immunstörungen, die man in der letzten Zeit beobachten kann. Oft sieht man sie nicht und riecht sie nicht, trotzdem können sie schwere Schäden am Immunsystem auslösen (die man leider auch zunächst nicht riechen oder sehen kann, sondern die meist erst dann auffallen, wenn ein Mensch häufig oder chronisch krank ist).

Unser Immunsystem ist das sensibelste Meßinstrument für Schadstoffe, die in den Körper eindringen. Es kann bereits auf sehr geringe Schadstoffmengen reagieren oder durch sie geschädigt werden, ohne daß äußerlich irgendwelche Krankheitssymptome zu erkennen wären. Im »Holzschutzmittelprozeß« kamen die Geschädigten letztendlich deshalb zu ihrem Recht, weil das Gericht den Aussagen von Gutachtern folgte, die dargestellt hatten, wie empfindlich das Immunsystem auf Belastungen mit giften Chemikalien reagieren kann.

Ein Herabspielen der Bedrohung durch (Selbst-)Beschwichtigung nach dem Motto »Die Mengen an Quecksilber, Dioxin, DDT etc., die wir aufnehmen, sind doch verschwindend gering« ist nicht angebracht. Denn erstens kommt es auf die Gesamtbelastung mit problematischen Substanzen an (und die ist sehr hoch – wahrscheinlich nimmt jeder Deutsche davon jedes Jahr mehrere Kilogramm auf). Mag sein, daß das Immunsystem mit einem »bißchen« Quecksilber, einem »bißchen« Holz-schutzmittel oder einem »bißchen« Dioxin tatsächlich noch fertig würde, ohne daß der Betroffene ernsthaft gefährdet wäre. Aber: Wie jeder weiß, werden wir im modernen Leben von Hunderten oder Tausenden unzuträglicher Substanzen bombardiert: Autoabgase, Lösungsmittel, Wohngifte, Pestizide, Lebensmittelzusätze etc. Wenn man sie alle zusammenrechnet, kann die wachsende Belastung durch solche Stoffe sehr wohl der Grund für das zunehmende Auftreten von gravierender Im-munschwäche sein. Wie bedrohlich die Überschwemmung der Welt mit Giftstoffen ist, zeigen wohl am deutlichsten die Abnahme der durch-schnittlichen Spermienzahl bei europäischen Männern und der daraus folgende Anstieg der Unfruchtbarkeit.

Und zweitens gibt es bei vielen Substanzen keinen ungefährlichen Grenz-wert. Kürzlich ergab eine Studie der amerikanischen Umweltbehörde EPA, daß man keinen Schwellenwert nennen kann, bei dem Dioxin dem Menschen nicht schadet; selbst wenige Moleküle können Schaden anrich-ten. Demnach wäre es unsinnig, für bestimmte besonders gefährliche Dioxine Grenzwerte festzusetzen wie etwa eine »maximale Arbeits-platzkonzentration« (MAK). Übrigens: Dioxine gelangen vor allem über die Luft (zum Beispiel aus Müllverbrennungsanlagen) an die oberirdi-schen Teile von Pflanzen und erreichen so oder über einen Umweg als Nutzviehfutter die menschliche Nahrung. Die unterirdischen Teile von Nutzpflanzen sind weniger belastet.

Neben **Dioxin** sind folgende Schadstoffe gefährlich:

Schwermetalle: Insbesondere Blei (vor allem aus Abgasen), Kadmium (enthalten in Batterien), Quecksilber (Amalgam) und Kupfer (aus Was-serleitungen) schwächen das Immunsystem und die gesunde Darmflora. Die Gefährlichkeit von Blei wurde in den letzten Jahren mehr und mehr erkannt, was daran abzulesen ist, daß die Grenzwerte für Blei in den USA in den letzten 25 Jahren viermal gesenkt wurden (auch die Einführung des bleifreien Benzins war eine Folge dieser Erkenntnisse). Bei Kindern können schon relativ geringe Bleibelastungen schwere Störungen, etwa eine Minderung der Intelligenz, bewirken. Kinder, die in den böhmischen Braunkohlegebieten aufwachsen, wo die Luftbelastung mit Blei, Queck-silber und Arsen hoch ist, leiden sehr häufig unter Lernschwierigkeiten und zeigen unterdurchschnittliche Schulleistungen.

Quecksilber ruft bei chronischer Belastung höchstwahrscheinlich Mattigkeit, Konzentrationsstörungen und andere Störungen hervor. Es kann die Funktion der Nieren beeinträchtigen. Möglicherweise trägt es zur Entstehung der Alzheimer-Krankheit und des Parkinson-Syndroms bei. 1991 stellte die Weltgesundheitsorganisation (WHO) fest, daß Zahnfüllungen den größten Beitrag zur Quecksilberbelastung der Bevölkerung leisten. Grund: Aus den Füllungen werden ständig Quecksilberdämpfe freigesetzt (siehe auch Seite 27). In Schweden haben die Behörden bereits reagiert: Seit Juli 1993 wird Amalgam nicht mehr zur Füllung von Milchzähnen eingesetzt. Ab Juli 1997 darf es überhaupt nicht mehr verwendet werden. Die Kosten für die Entfernung von Amalgamplomben werden von den schwedischen Krankenkassen übernommen. In Österreich soll Amalgam ab dem Jahr 2000 nicht mehr für Zahnfüllungen benutzt werden. In Deutschland empfiehlt das Bundesgesundheitsamt seit 1992, Amalgam nicht bei Schwangeren, Kleinkindern und Nierenkranken zu verwenden. 1994 folgte die Empfehlung, auf den Einsatz von Amalgam bei Frauen im gebärfähigen Alter generell zu verzichten, da Quecksilber ohne weiteres aus dem mütterlichen Blut durch die Plazenta zum Fetus gelangen kann.

Bedenklich ist auch der Verzehr von Fisch aus quecksilberbelasteten Küstengewässern. Hochseefisch ist im allgemeinen weniger belastet. Weder für Blei noch für Quecksilber konnten Wissenschaftler ein »no effect level« finden, also eine Menge, die überhaupt keine Beeinträchtigung des Organismus hervorruft.

Menschen, die beruflich mit derartigen Giftstoffen umgehen müssen oder ihnen aus anderen Gründen ausgesetzt sind, tragen somit ein erhöhtes Risiko von Hefepilzerkrankungen.

Im Zusammenhang mit Candida-Erkrankungen erschreckt die Tatsache, daß die Pilze laut Forschungsergebnissen des israelischen Mikrobiologen Shmuel Yannai anorganisches Quecksilber (welches für den menschlichen Organismus relativ ungefährlich ist) in organische Quecksilberverbindungen (Methylquecksilber) umwandeln, die vom Körper viel leichter aufgenommen werden. Der Candida-Pilz selbst wird hingegen durch Quecksilber nur wenig beeinträchtigt.

Pestizide: Die meisten Mittel, die der Mensch zur Abwehr vermeintlich schädlicher Insekten, Bakterien, Pilze, Milben und Unkräuter einsetzt, schwächen das Immunsystem. Wer regelmäßig mit solchen Mitteln umgeht oder ihnen direkt ausgesetzt ist (zum Beispiel Menschen, die in der Landwirtschaft, in Gärtnereien oder in Blumenhandlungen arbeiten), läuft also ein höheres Risiko, an Pilzen zu erkranken. Zwar gewinnt der ökologische Landbau in Europa immer mehr an Boden, der überwältigende Anteil der hierzulande ver- und gekauften Nahrungsmittel aber wurde während Wachstum, Reifung und Lagerung mehrfach mit auch für Menschen giftigen Chemikalien behandelt. Bei der Zucht von Schnittblumen kommen ebenfalls gewaltige Pestizidmengen zum Einsatz.

Vorsicht: Die sogenannten biologischen Alternativen (vor allem Pyrethroide, wie sie oft zur Imprägnierung von Teppichböden verwendet werden) sind ebenfalls gesundheitsgefährdend; wir sehen in der Praxis öfter Patient(inn)en mit schwersten Immunstörungen und Allergien durch Pyrethroide.

Holzschutzmittel: Eine mittlerweile äußerst berüchtigte Sonderform von Pestiziden sind die Holzschutzmittel. Heute ist nachgewiesen, daß sie den menschlichen Organismus in vielfältiger Weise schädigen können. Unter anderem wirken sie immunschwächend (oft auf Dauer) und begünstigen so das Entstehen von Pilzinfektionen. Leider wurde ein Großteil der Fenster, Balken und Vertäfelungen in älteren Gebäuden mit hochgiftigen Holzschutzmitteln gestrichen. Auch die von Naturfarbenherstellern angebotenen Alternativen sind nicht unbedenklich.

Besonders erschreckend ist, daß nach einer Untersuchung des Bundesinstituts für gesundheitlichen Verbraucherschutz und Veterinärmedizin in den 60er und 70er Jahren circa 90 Prozent aller Haushalte in Innenräumen Holzschutzmittel eingesetzt haben, die das hochgiftige Pentachlorphenol (PCP) enthalten. Etwa die Hälfte des Gifts verdampfte schon in den ersten Monaten nach dem Anstrich und geriet in die Atemluft. Wer das Gift einatmet, muß mit Sofortsymptomen wie Schwindel, Übelkeit, Atemnot und Schweißausbrüchen rechnen. Langzeitfolgen sind Abgeschlagenheit, Kopfschmerzen, Müdigkeit, Chlorakne und neurologische Störungen.

Konservierungsstoffe: Stoffe, die zur Konservierung von Lebensmitteln benutzt werden, dienen vor allem der Abwehr von Bakterien und Pilzen. Logischerweise können sie auch die menschliche Darmflora beeinträchtigen. Außerdem stehen viele Konservierungsstoffe ebenso wie Farb- und Aromastoffe in Verdacht, Allergien zu begünstigen und das Immunsystem zu schwächen. Dennoch werden sie (da es in der Lebensmittelindustrie oft keine kostengünstigen Alternativen gibt) weiterhin in großen Mengen eingesetzt. Das kann jeder überprüfen, der sich die Mühe macht, auf den Etiketten der Supermarktwaren das Kleingedruckte zu lesen: die E-Nummern bezeichnen die Lebensmittelzusatzstoffe.

Ungünstige Ernährung

Durch die Qualität unserer Ernährung können wir das Immunsystem unterstützen oder es entscheidend schwächen. Zwischen Ernährung, Immunsystem und Pilzinfektionen bestehen mehrere mögliche Zusammenhänge:

Zucker läßt die Pilze wachsen: Wer alle paar Stunden etwas Süßes nascht (wie das heutzutage immer mehr Kinder und Erwachsene tun), schafft ein permanent günstiges Nahrungsangebot für Candida-Hefen. Jedesmal wenn man Süßigkeiten ißt oder mit Zucker gesüßte Getränke zu sich nimmt, verbessert man die Vermehrungsbedingungen von Hefepilzen im Darm gewaltig. Bei gesunden Menschen wird das Immunsystem diese großen Pilzmengen oft in Schach halten können. Aber: Hohe Candida-Keimzahlen stellen eine ständige Belastung für das Immunsystem dar und können dazu führen, daß im Ernstfall nicht ausreichend Immunzellen zur Bekämpfung anderer Krankheiten vorhanden sind. Und beim kleinsten Anzeichen einer Immunschwäche (ein grippaler Infekt genügt) können sich die dank hohem Zuckerkonsum ohnehin zahlreichen Candida-Keime weiter vermehren und bald ernste Beschwerden verursachen. Auch in den Urin kann bei zuckerreicher Ernährung vermehrt Zucker gelangen und auf diese Weise Infektionen an Genitalien und Harnwegen fördern. Bitte beachten Sie: Zucker ist Zucker, egal, ob er in Form von Würfelzucker konsumiert wird oder ob er in Kuchen, Schokolade, Cola oder Limonade versteckt ist. Honig und Vollrohrzucker sind zwar im Sinne einer gesunden Ernährung weniger bedenklich, liefern aber ebenfalls Nahrung für Hefepilze.

Zucker raubt dem Körper Vitamine und Mineralstoffe: Menschen, die viel weißen Zucker zu sich nehmen, verbrauchen mehr von bestimmten Vitaminen und Mineralstoffen.

Weißmehl – ebenfalls gute Nahrung für Pilze: Auch Weißmehl (zum Beispiel in Weißbrot, »Graubrot«, Pizza, Kuchen und Keksen sowie in Schokoriegeln) enthält Kohlenhydrate in von Pilzen rasch verwertbarer Form.

Ballaststoffarme Ernährung kann Pilze nicht vertreiben: Ballaststoffe (also vor allem pflanzliche Fasern, die vom Organismus nicht verarbeitet, sondern mit dem Stuhl wieder ausgeschieden werden) können im Darm Hefepilze mit sich reißen beziehungsweise von den Darmwänden abschaben und hinaustransportieren. Weißmehl und Zucker enthalten kaum Ballaststoffe, Vollkorngetreide, Gemüse und Obst hingegen sehr viel.

Alkohol – immunschwächend und pilznährend: Alkohol ist nichts anderes als durch Gärung veränderter Zucker. Im Körper wird er wieder zu Glukose, also einem gut von Hefepilzen verwertbaren Zucker abgebaut. Außerdem wirkt Alkohol immunschwächend und leberschädigend.

Koffein fördert die Zuckerausschüttung: Der Genuß von Koffein (in Kaffee, schwarzem Tee, Colagetränken oder Aufputschtabletten) wirkt vor allem deshalb so anregend, weil dadurch die Zuckerreserven des Körpers (Glykogen) abgebaut und ins Blut geleitet werden. Dadurch steht den Pilzen mehr Nahrung zur Verfügung.

Vitamin- und Mineralstoffmangel: Wer vorwiegend industriell hergestellte, abgepackte Nahrung zu sich nimmt, bekommt selten ausreichend Vitamine und Mineralstoffe, denn ein Großteil dieser lebenswichtigen Substanzen geht bei den verschiedenen Verarbeitungsstufen in der Lebensmittelindustrie verloren. Auch beim Kochen von frischem Gemüse werden viele Vitamine eingebüßt. Außerdem ist zu bedenken, daß in modernen Monokulturbetrieben und Treibhäusern angebaute Nahrungsmittel oft relativ wenig Vitamine und Mineralstoffe enthalten, weil die Bodenqualität schlecht ist.

Tote Nahrung bringt wenig Energie: Viele Menschen können es aus eigener Erfahrung bestätigen: Frisch zubereitete Speisen und roh verzehrte Nahrungsmittel schmecken besser und spenden mehr Energie und Lebenslust als Fertigmenüs und Fast Food. Vielleicht geht beim Verzehr von frischen Speisen ein wenig von der geheimnisvollen Lebensenergie, die noch darin steckt, auf uns über und stärkt damit das Immunsystem.

Lebensmittelzusatzstoffe lösen Allergien aus: Konservierungsstoffe sollen sicherstellen, daß Produkte der Lebensmittelindustrie im Regal länger halten. Aromastoffe werden zugesetzt, um Speiserohstoffe, die bei der Verarbeitung ihren natürlichen Wohlgeschmack verloren haben, dennoch für den menschlichen Gaumen genießbar zu machen. Einen ähnlichen Zweck erfüllen Farbstoffe, indem sie Verkochtes und Verblaßtes wieder appetitlich aussehen lassen. Die Kehrseite ist, daß anscheinend viele der industriell verwendeten Lebensmittelzusatzstoffe nachteilig auf das Immunsystem wirken, eine ganze Reihe stehen in Verdacht, Allergien auszulösen.

Aus diesem Überblick läßt sich unschwer ablesen: Die moderne mittel-europäische Standardernährung fördert das Wachstum von Pilzen. Wenn wir weiterhin viel Süßes, viel Koffein, viel Alkohol, viel Weißmehl, viel Fast Food, viel Abgepacktes und wenig vollwertige oder frische Produkte verzehren, dann müssen wir damit rechnen, daß die heute schon mas-senhaften Hefepilzinfektionen noch weiter zunehmen.

Streß

Seelische und auch körperliche Überbeanspruchung bezeichnet man in der Umgangssprache oft pauschal als »Streß«, das englische Wort für Druck und Belastung. Alles mögliche kann mit Streß verbunden sein: Überforderung in Beruf und Privatleben; Lebenskrisen wie Scheidung, Todesfälle, Arbeitslosigkeit; ein Umzug; allzu hartes sportliches Training; anstrengende Fernreisen; mangelnder Schlaf; schlechte Stimmung in der Familie oder am Arbeitsplatz; partnerschaftliche Probleme; aber auch normalerweise positiv bewertete Ereignisse wie beruflicher Aufstieg oder Hochzeit. Gemeinsam ist allen diesen Situationen, daß die damit verbundene Erregung und Beanspruchung bei sehr vielen Menschen zu einer zumindest vorübergehenden Immunschwäche führt. (»Ein Unglück kommt selten allein«, heißt es dann, wenn jemand in einer ohnehin bela-stenden Situation auch noch krank wird.) Halten die schweren Bela-stungen an, kann daraus schnell eine dauerhafte Immunschwäche oder eine chronische Krankheit werden.
Streß ist – das muß zur Einschränkung gesagt werden – etwas sehr Sub-jektives: Der eine empfindet ein Bewerbungsgespräch als schwere Prüfung, der andere nimmt es eher spielerisch und leidet weniger dar-unter. Manch einer übersteht Zeiten mit hoher Arbeitsbelastung gut und findet darin den Beweis für seine hohe Leistungsfähigkeit; ein anderer fühlt sich bei zusätzlicher Beanspruchung rasch überfordert, stöhnt und leidet.
Fest steht jedoch, daß es ein von Mensch zu Mensch unterschiedliches Maß an Belastungen gibt, das den Organismus – wenn die Belastungen ausreichend hoch sind oder lange genug andauern – unweigerlich über-fordert, das Immunsystem schwächt und damit den Boden für Infek-tionen, unter anderem durch Hefepilze, vorbereitet.
Hinzu kommt, daß jemand, der unter starkem Streß steht, meistens

mehr Verlangen nach Aufputsch- und Beruhigungsmitteln aller Art hat – von Alkohol über Kaffee bis hin zu Süßigkeiten. Über diese Umwege können sich ebenfalls die Bedingungen für eine Pilzbesiedlung verbessern. Der großstädtische hektische Lebensstil beschert automatisch viel Streß. Ein Zurückgehen der Streßbelastungen ist zur Zeit nicht abzusehen, denn alles, was Streß verursacht, nimmt in unseren Tagen zu: Verkehrsstaus, Fluglärm, Reizüberflutung, Leistungsdruck in Schule, Universität und Beruf, Beziehungskrisen, Scheidungen usw. (Vergleiche zum Thema Streß auch den Artikel von Dr. Corsello in dem Buch »Natürlich heilen – Umweltmedizin heute«, Ehrenwirth Verlag, München 1994.)

Chronische Virusinfektionen

Es gibt Viren, die bei einer Infektion vom Immunsystem niemals vollständig beseitigt, sondern nur soweit in Schach gehalten werden, daß sie sich in bestimmte Zellen (bevorzugt entlang der Nerven) zurückziehen, wo sie darauf warten, sich zu einem späteren Zeitpunkt bei einer Schwächung des Immunsystems wieder vermehren zu können. Hierzu gehören vor allem die verschiedenen Erreger aus der Gruppe der Herpesviren:

Herpes-Virus 1 und 2: Diese Viren werden vor allem für die verbreiteten Lippenherpes- und Genitalherpes-Infektionen verantwortlich gemacht. Die Krankheit äußert sich zunächst durch Spannungen und Schmerzen im infizierten Hautbereich, dann entstehen Bläschen, die nach einigen Tagen platzen und dann verkrusten und abheilen. Hier ist das für eine Herpes-Infektion typische Wiederaufflammen besonders gut zu beobachten: in Zeiten erhöhter Belastung und somit erhöhten Risikos einer Immunschwäche kommen die Bläschen regelmäßig wieder. Bei sehr immungeschwächten Patient(inn)en können die Herpesinfekte große Hautbereiche und auch innere Organe betreffen und das Leben bedrohen. Nach neuesten Studien könnten diese Viren auch bei der Entstehung von multipler Sklerose beteiligt sein.

Epstein-Barr-Virus (EBV): Dieses Virus macht sich bei der Erstinfektion durch das Pfeiffer-Drüsenfieber bemerkbar, eine Erkrankung, die vor allem ältere Kinder und Jugendliche trifft und mit leichtem Fieber und Mattigkeit einhergeht. In der Regel verschwinden die Beschwerden nach ein paar Wochen. Seit einigen Jahren aber steht das Epstein-Barr-Virus in Verdacht, zusammen mit anderen Faktoren am Chronischen

Müdigkeitssyndrom oder Chronischen Erschöpfungssyndrom (englisch: Chronic Fatigue Syndrome) beteiligt zu sein. Die Betroffenen fühlen sich über Monate oder gar Jahre so müde, daß sie ihre normalen Alltagsverrichtungen nicht mehr oder nur mit äußerster Mühe bewältigen können. Außerdem gilt es mittlerweile als fast sicher, daß das Epstein-Barr-Virus an der Entstehung bestimmter Tumoren (Burkitt-Lymphom, Nasopharynx-Karzinom, Leiomyosarkom, Morbus Hodgkin) beteiligt ist. Das Virus verändert befallene Zellen anscheinend so, daß sie sich krebsartig vermehren. Bei Gesunden wird dieser Vorgang vom Immunsystem in Schach gehalten, bei Immungeschwächten kann es zu Krebserkrankungen kommen. Neueste Studien zeigen, daß das Virus auch an der Entstehung von multipler Sklerose beteiligt sein könnte.

Herpes-Virus 6: Dieses Virus gilt als der wahrscheinlichste Verursacher des Chronischen Müdigkeitssyndroms. Außerdem steht es in Verdacht, für die Entstehung verschiedener schwerer Immundefekte und Tumorerkrankungen mitverantwortlich zu sein.

Zytomegalie-Virus: Dieses Virus gehört ebenfalls der Gruppe der Herpesviren an, ist universal verbreitet und wird besonders bei immungeschwächten Personen wieder aktiv.

Alle diese Viren kommen bei sehr vielen Menschen vor (teilweise sind bis zu 90 Prozent der Bevölkerung latent infiziert). Zusammen mit anderen Faktoren (z.B. Umweltgifte, Streß, Fehlernährung etc.) können sie das Immunsystem ganz erheblich belasten und so einer Candida-Infektion Vorschub leisten. Dafür spricht unter anderem, daß wir bei vielen Candida-Patient(inn)en erhöhte Antikörperwerte gegen verschiedene der genannten Viren finden. Wird die Hefepilzinfektion richtig behandelt, gehen oft auch die Virus-Antikörperwerte zurück. Vermutlicher Grund: Das Immunsystem wird durch die Candida-Therapie entlastet und kann die Viren eher in Schach halten.

Hormonumstellungen während der Schwangerschaft

In der Schwangerschaft stellen sich bei vielen Frauen Pilzleiden ein, selbst wenn sie zuvor nie damit Probleme hatten. Ursache ist vermutlich die (ähnlich wie bei der Einnahme der Antibabypille) durch Hormonumstellungen erhöhte Zuckerverfügbarkeit auf den Schleimhäuten, die das Pilzwachstum begünstigt. Gefahr droht hier vor allem für das Baby, da es sich im Geburtskanal leicht infizieren kann. Dann sind die ersten Bewohner des Neugeborenendarms nicht nützliche Bifidobakterien (die dort hingehören), sondern gefährliche Pilze. Der kürzlich verstorbene Hamburger Mykologe Prof. Hans Rieth hat immer wieder gefordert: »Jedes Kind hat das Recht auf eine pilzfreie Geburt.« Dem können wir uns nur anschließen. Voraussetzung dafür ist natürlich die rechtzeitige Diagnose und Therapie einer vaginalen Hefepilzinfektion durch den Gynäkologen.

Belastungen mit Schimmelpilzen, Hefen und Zucker

Schimmelpilzinfektionen sind zwar seltener als Hefepilzbefall, dafür aber bedrohlicher. Denn viele Schimmelpilze sondern äußerst gefährliche Gifte (Aflatoxine) ab, die das Immunsystem schwächen und zum Teil sogar lebensbedrohend sein können. Ein deutliches Zeichen für die Gefährlichkeit von Schimmelpilzen ist unter anderem die hohe Zahl der Allergien gegen Schimmelpilzsporen und andere Pilzbestandteile. Wer beruflich viel mit Schimmelpilzen zu tun hat (zum Beispiel in der Lebensmittelindustrie oder in der Landwirtschaft), dessen Immunsystem ist mit einiger Wahrscheinlichkeit dadurch belastet und geschwächt.
Auch bei Menschen, die im Beruf mit Hefen in Kontakt kommen (vor allem in der Lebensmittelherstellung), ist das Immunsystem besonders belastet.
Russische Wissenschaftler stellten bei Arbeitern in der Lebensmittelindustrie, die regelmäßig mit Hefe umgingen, schwere Immunstörungen fest. Und: Menschen, die beruflich viel mit Zucker zu tun haben (etwa Zuckerbäcker), bekommen leichter Pilz an den Fingernägeln.

Synthetikkleidung

Wer synthetische Kleidung trägt, behindert die Luft-, Feuchtigkeits- und Wärmezirkulation an den bedeckten Hautpartien und schafft so ein feuchtwarmes Milieu, in dem Pilze gut gedeihen können. Besonders bedenklich sind synthetische Unterwäsche bei Frauen, Synthetiksocken und Kunststoffschuhe (etwa Turnschuhe und Gummistiefel).

Haut- und Schleimhautverletzungen (auch durch Allergien)

Wenn Haut oder Schleimhaut durch verschiedene Faktoren verletzt oder rissig werden (etwa durch Wunden, Operationsnähte, Bakterieninfektionen, übermäßige Lufttrockenheit, Kälte, häufiges Naßwerden), können sich Pilze eher festsetzen. Häufig kommen Pilzinfektionen zum Beispiel nach Zahnoperationen vor. Es ist überdies bekannt, daß Sportler, die oft an den Füßen verletzt sind, sich eher Fußpilz zuziehen. Auch Nägel, die durch zu enges Schuhwerk gedrückt werden, infizieren sich eher. In den verletzten oder angegriffenen Bereichen funktionieren die normalen Immunmechanismen nämlich schlechter.

Durch Allergien gereizte Hautbezirke können ebenfalls leicht von Pilzen infiziert werden und dann schlimmere Beschwerden verursachen. Ekzeme, trockene Haut und entzündete Flächen bieten besonders gute Angriffspunkte für Pilze (und Bakterien). Oft sind Bakterien und Pilze gleichzeitig an Hautinfekten beteiligt. Mitunter erzielt man erstaunliche Erfolge, wenn man hartnäckige Hautleiden mit Antimykotika behandelt.

Schwere Grunderkrankungen

Jede Grunderkrankung, die mit einer Immunschwäche einhergeht, begünstigt auch das Risiko von Pilzinfektionen. Ebenso ist das Risiko natürlich bei allen Krankheiten erhöht, die mit pilzfördernden Medikamenten (siehe Seite 21 ff.) behandelt werden – falls man nicht gleichzeitig Maßnahmen zur Verhinderung von Pilzinfektionen ergreift. Folgende Krankheiten sind dafür bekannt, daß sie von einer Immunschwächung begleitet sind:

Aids: Diese Krankheit ist zum Synonym für Immunschwäche überhaupt geworden, da die HIV-Erreger die Immunzellen (besonders die T_4-Helferzellen) angreifen und nach und nach zerstören. Viele Aids-Patient(inn)en sterben letztendlich an Infektionen mit Candida oder Cryptococcus. Hier muß sehr genau überwacht werden, ob sich irgendwo Pilzinfektionen anbahnen, und rechtzeitig eine Behandlung eingeleitet werden.

Hypoparathyreoidismus: Diese Unterfunktion der Nebenschilddrüse zieht schwere Stoffwechselstörungen und Krankheitssymptome nach sich, die das Immunsystem sehr belasten.

Krebs: Es gibt zwei Theorien zur Entstehung von Krebs. Die eine lautet kurz gefaßt, daß das Immunsystem die Tumorzellen nicht erkennt, ansonsten aber funktionsfähig bleibt (also Candida-Erreger und andere Keime durchaus noch abwehren kann). Die andere, die auch ich vertrete, lautet, daß der Tumor letztlich Folge einer chronischen Überlastung des Immunsystems ist (dann wäre es kein Wunder, daß viele Krebspatient[inn]en zusätzlich mit Candida-Infektionen zu kämpfen haben, wie ich oft beobachtet habe). Außerdem machen Chemotherapie und Bestrahlungen Pilzinfektionen sehr wahrscheinlich. Es ist ausgesprochen sinnvoll, Krebspatient(inn)en ständig auf mögliche Pilzinfektionen hin zu überwachen und bei Bedarf sofort therapeutische Gegenmaßnahmen einzuleiten.

Diabetes: Bei einer Zuckerkrankheit ist der Blutzuckerspiegel permanent erhöht (gute Bedingungen für Pilze), die Hormonlage ist gestört, und nach Meinung vieler Forscher spielen Autoimmunprozesse (bei denen das Immunsystem das eigene Gewebe angreift) bei dieser Krankheit eine Rolle. Aufgrund verschiedener Mechanismen funktioniert auch hier das Immunsystem schlechter. Diabetiker sollten von ärztlicher Seite genau auf mögliche Pilzinfektionen hin überwacht werden, damit rechtzeitig behandelt werden kann.

Allergien: Wer unter verschiedenen Allergien leidet, bei dem ist meist auch eine Candida-Infektion nicht weit. Wenn Allergien, wie viele Wissenschaftler und auch ich meinen, Anzeichen für eine Überlastung des Immunsystems sind, erklärt das, warum Allergiker anfälliger für Pilzinfekte sind als andere. Außerdem machen natürlich die bei Allergikern verbreiteten Hautschäden sowie die gelegentlich erforderlichen Kortisonbehandlungen Pilzinfektionen wahrscheinlicher. Andersherum gesehen, begünstigt natürlich auch eine Candida-Infektion die Entstehung von Allergien.

Beängstigend: Kaum jemand wehrt den Ursachen

In der Einleitung dieses Buches sagten wir, daß das Wissen um die Bedrohlichkeit von Candida-Infektionen heute weit mehr verbreitet ist als noch für fünf Jahren beim Erscheinen unseres ersten Buches. Das bedeutet: Die Krankheit wird öfter erkannt als früher und dementsprechend richtig behandelt. Sehr bedenklich stimmt jedoch die Tatsache, daß die

Ursachen der Krankheit immer noch sehr selten Thema einer kritischen Auseinandersetzung sind. Nach wie vor werden Antibiotika vorschnell und »auf Verdacht« verschrieben, nach wie vor gibt man Kortison schon bei unbedrohlichen Hautreizungen, nach wie vor wird bei zahlreichen Krankheiten und medikamentösen Therapien viel zuwenig an eine gleichzeitige Pilzkontrolle und -vorbeugung gedacht. Vielleicht ist hier ein Umdenken besonders schwierig, weil man dazu nämlich zugeben müßte, das viele Medikamente schwere Nebenwirkungen haben, also keinesfalls so munter verordnet und genommen werden sollten wie bisher. Welcher Arzt sagt schon gern seinem Patienten: »Dies wird Ihnen helfen, aber es kann Ihnen auch schaden, deshalb müssen Sie gleichzeitig noch zwei andere Mittel nehmen«? Und welcher Patient nimmt gern eine Arznei, wenn ihm zuvor eindringlich vor Augen geführt wird, daß sie auch Schaden verursachen kann? Hier muß ein neuer Grad an Wahrhaftigkeit und Bewußtheit in der Kommunikation zwischen Pharmaindustrie, Ärzt(inn)en und Patient(inn)en gefunden werden, damit in Zukunft Medikamente verantwortungsvoller und sinnvoll kombiniert eingesetzt werden können.

Auch im Kampf gegen die Vergiftung unserer Umwelt sind die Erfolge bisher spärlich. Immerhin: Zahnfüllungen aus Amalgam geraten zunehmend in Verruf, die Holzschutzmittelhersteller mußten einige besonders giftige Substanzen aus ihren Zutatenlisten streichen, und im Bausektor besinnt man sich mehr und mehr auf umweltneutrale Materialien (unter anderem wegen der strengen Entsorgungsbestimmungen für Bauschutt). Dafür sind allerdings andere Umweltbelastungen hinzugekommen, von denen vor einigen Jahrzehnten noch kaum jemand etwas ahnte: zum Beispiel Elektrosmog durch Mobiltelefone und schnurlose Apparate; neue Streßbelastungen durch die Ausbreitung von Bildschirmarbeit, Gefahren durch radioaktiv bestrahlte Nahrung.

Die Qualität der Nahrung des Durchschnittseuropäers wird ebenfalls eher schlechter als besser, weil immer mehr Menschen aufgrund der Hektik des modernen Lebens zu Fertigmenüs und Fast Food greifen. Die Lebensmittelindustrie fügt ihren Produkten nach wie vor große Mengen an zum Teil völlig überflüssigen Zusatzstoffen zu, etwa Tartrazin, um Dosenpfirsiche gelb zu machen. Außerdem müssen Lebensmittelhersteller Zusätze, die während der Verarbeitung hinzugegeben werden, nicht deklarieren und dürfen manche Produkte mit versteckten Zutaten strecken. Zum Beispiel müssen nach der deutschen Kakaoverordnung

Zusätze unter fünf Gewichtsprozent nicht ausgewiesen werden – eine Streckung etwa mit Haselnüssen oder Erdnüssen wird also nicht angegeben. Für Allergiker kann dieses Versteckspiel fatale Folgen haben, denn sie reagieren mitunter schon auf wenige Moleküle »ihres« Allergens mit starken Beschwerden.

Die allgemeinen Streßbelastungen werden mit zunehmender Industrialisierung, Motorisierung und Vernetzung der Telekommunikation noch wachsen. Und: Durch internationale Fernreisen und den statistisch gesehen häufiger werdenden Wechsel der Geschlechtspartner steigt die »Durchseuchung« der Menschheit mit Erregern aller Art, unter anderem mit dem Aids-Virus und den immunschwächenden Herpesviren.

Kurz gesagt: Die Belastungen für unser Immunsystem steigen nach wie vor. So ist anzunehmen, daß die epidemieartige Ausbreitung der Hefepilzinfektionen, die ja nur eine Reaktion auf die vielfältigen Schwächungen unseres Immunsystems sind, vorläufig weiter fortschreiten wird.

Wer ist besonders gefährdet?

Vor allem Menschen, deren Immunabwehr aus dem einen oder anderen Grund – auch nur vorübergehend – beeinträchtigt ist, sind besonders anfällig für Candida:

Ältere Menschen: Mit zunehmendem Alter werden die Reaktionen des Immunsystems nach und nach schwächer. Somit wächst auch das Risiko von Hefepilzinfektionen.

Allergiker(innen): Eine Allergie ist – anders als normalerweise angenommen – in sehr vielen Fällen Hinweis nicht nur auf eine begrenzte Fehlfunktion des Immunsystems, sondern auf eine allgemeine Überlastung der Abwehr. Die Gefahr einer Pilzinfektion wird bei vielen Allergikern noch dadurch erhöht, daß sie öfter zur Unterdrückung lebensbedrohlicher allergischer Symptome (etwa bei Asthmaanfällen) das immununterdrückende Kortison nehmen müssen.

Babys: Sie werden leider sehr oft im Geburtskanal mit Candida infiziert und leiden dann mitunter schon in den ersten Wochen ihres Lebens an schweren Haut- und Darmpilzinfektionen. Dabei wären solche Infektionen leicht zu vermeiden, wenn die Frauen schon während der Schwangerschaft im Rahmen der regelmäßigen gynäkologischen Routineuntersuchungen und besonders in den letzten Wochen vor der Geburt auf

Hefepilze in der Vagina untersucht und richtig behandelt würden.

Diabetiker: Sie sind vor allem deshalb gefährdet, weil ihre überhöhten Blutzuckerwerte das Pilzwachstum begünstigen.

Frauen, die die Pille nehmen: Durch die Antibabypille wird der normale Hormonhaushalt verändert und eine Pseudoschwangerschaft erzeugt. Dies führt unter anderem zu einer höheren Ausschüttung der körpereigenen Zuckerreservoirs (Glykogen), wodurch der Pilz Nahrung bekommt.

Frisch Operierte: Sie sind gefährdet, weil die Abwehrkräfte ihres Immunsystems durch die Operation und die Narkose sehr beansprucht sind und weil sie in sehr vielen Fällen starke immununterdrückende Medikamente nehmen müssen.

Herpes-Infizierte: Herpesviren werden vom Körper fast nie vollständig vernichtet, sondern sie verstecken sich in bestimmten menschlichen Zellen (vorwiegend entlang der Nervenbahnen) und erzeugen Herpesausbrüche oder andere Beschwerden, wenn die Immunabwehr plötzlich geschwächt wird. Menschen, die permanent oder in kurzen Abständen unter Herpes leiden, haben praktisch immer ein relativ schwaches Immunsystem. Dabei ist auch zu bedenken, daß es verschiedene Herpeserreger gibt, die sich nicht in Form von Lippen- oder Genitalbläschen bemerkbar machen, sondern eher durch Fieber, Gliederschmerzen oder Erschöpfungssymptome, etwa das Epstein-Barr-Virus, das Zytomegalie-Virus und das Herpes-Virus 6.

Immungestörte und Immungeschwächte: Alle Menschen mit schweren Erkrankungen des Immunsystems wie etwa Aids oder Autoimmunerkrankungen sind besonders gefährdet. Die Gefahr eines Pilzbefalls wird bei ihnen oft durch die Behandlung mit immununterdrückenden Medikamenten noch erhöht. Ebenfalls das Immunsystem stark beeinträchtigen können Stoffwechselerkrankungen wie etwa das Cushing-Syndrom. Auch bei Alkoholiker(inne)n und anderen Drogenabhängigen, Obdachlosen sowie bei Unter- und Mangelernährten ist die Immunabwehr schwach.

Mit Katheter versorgte Patient(inn)en: Über Dauer-Blasenkatheter können leicht Pilze in die Harnwege gelangen und Blasenentzündungen auslösen. Durch Herzkatheter können ständig Pilze in die Blutbahn geraten. Hier drohen lebensgefährliche Infektionen innerer Organe. Eine ähnliche Gefahr geht von Dauerinfusionen aus.

Krebspatient(inn)en: Bei ihnen ist die Gefahr einer Candida-Infektion sehr hoch, da das Immunsystem durch die Chemotherapie weitgehend außer Kraft gesetzt wird. Außerdem gibt es viele Hinweise dafür, daß Tumorerkrankungen selbst auf Störungen des Immunsystems beruhen. Besonders augenfällig ist der Zusammenhang zwischen Krebs und Immunschwäche bei Tumoren, die direkt das Abwehrsystem betreffen, etwa Lymphkrebs oder Leukämie.

Menschen, die beruflich viel mit Pilzen oder Zucker zu tun haben: Dies gilt vor allem für Beschäftigte in der Lebensmittelherstellung und Gastronomie. Pilze schwächen das Immunsystem, Zucker erleichtert Hautinfektionen. Bei Konditoren und bei Schankpersonal, dessen Hände oft mit kohlenhydrathaltigen Getränken in Berührung kommen, findet man oft Fingernagelpilz.

Menschen, die öfter oder regelmäßig bestimmte Medikamente nehmen müssen oder mußten: Zu diesen Medikamenten zählen vor allem Antibiotika, Kortison und andere Immunsuppressiva, Schmerzmittel, entzündungshemmende Mittel, Chemotherapeutika.

Menschen in Lebenskrisen: Wer schwerwiegende Einschnitte im normalen Ablauf des Lebens durchmacht (etwa Todesfall, Trennung vom Partner oder Arbeitsplatzverlust), erfährt eine vorübergehende Schwächung des Immunsystems. Eine Candida-Infektion ist in solchen Fällen denkbar, besonders wenn noch andere ungünstige Faktoren hinzukommen (etwa das Vorhandensein einer bislang geringfügigen Candida-Besiedlung oder der reichliche Verzehr von süßen Tröstern).

Naschkatzen: Wer sehr viel Süßigkeiten, Kuchen und Zucker ißt, versetzt seinen Körper immer wieder in eine »diabetische Stoffwechsellage«, das heißt, er verschafft den Pilzen kontinuierlich Nahrungsnachschub.

Patient(inn)en auf Intensivstationen: Bei sehr vielen dieser Schwerkranken findet man Candida-Pilze im Nasen-Rachen-Raum und im Darm. Allerdings funktioniert das Immunsystem der meisten Patient(inn)en offensichtlich doch noch so gut, daß es nicht zu Infektionen innerer Organe kommt. Nach einer Untersuchung von Prof. Hartmut Lode von der Lungenklinik Heckeshorn des Krankenhauses Berlin-Zehlendorf erkranken nur 2 Prozent der Intensiv-Patient(inn)en an einer schweren systemischen Mykose.

Rheumatiker(innen): Hinter Rheuma steckt eine Immunstörung, bei der die körperlichen Abwehrkräfte die eigenen Zellen angreifen. Rheumapatient(inn)en sind vor allem deshalb gefährdet, weil sie oft immununterdrückende Medikamente schlucken müssen. Ein anderer bedenkenswerter Aspekt ist die Tatsache, daß Pilzgifte oft rheumaähnliche Symptome verursachen.

Schadstoffbelastete: Wer bei der Arbeit oder zu Hause einer hohen Schadstoffbelastung ausgesetzt ist (etwa durch Holzschutzmittel, Lösungsmittel, Abgase, Pestizide, Ruß), dessen Immunsystem wird geschwächt. Auch Amalgam-Zahnfüllungen sind eine schädliche Belastung.

Schwangere: Während der Schwangerschaft stellt der Körper auf der Schleimhaut mehr Zucker zur Verfügung (ähnlich wie bei Frauen, die die Pille nehmen), so daß Pilze besser wachsen können. Dies ist die derzeit plausibelste Erklärung für die Tatsache, daß sehr viele Frauen erstmals während der Schwangerschaft unter Hefepilzen leiden.

Schwerkranke: Wer vorübergehend oder chronisch unter einer schweren Krankheit leidet (etwa Lungenentzündung oder andere Entzündungen der inneren Organe), der muß damit rechnen, daß sich zu der bestehenden Krankheit auch noch Pilzinfektionen gesellen. Die Gründe sind zum einen die Schwächung des Immunsystems durch die ernste Krankheit, zum anderen die Behandlung mit starken Medikamenten, die ihrerseits wieder das Immunsystem schwächen und die Darmflora angreifen.

Streßopfer: Wer ständig unter Streß steht, der nimmt die Belastungen des Lebens irgendwann nicht mehr als Anregung zu neuen Heldentaten, sondern nur noch als kräftezehrend wahr. Wenn Streß zur chronischen Erschöpfung führt, ist mit Sicherheit auch das Immunsystem geschwächt.

Transplantationspatienten: Sie sind gefährdet, weil sie ständig immununterdrückende Medikamente nehmen müssen, um die Abstoßung des implantierten Fremdgewebes zu verhindern.

Ein schwaches Immunsystem kann aber auch bei Menschen vorliegen, die nicht zu einer der aufgezählten Risikogruppen gehören und überdies (bis zum Auftreten von Beschwerden durch eine Hefepilzinfektion) im Prinzip kaum jemals krank gewesen sind.

Ich erinnere mich zum Beispiel an einen 31jährigen Mann (den Inhaber einer Motorrennsportwerkstatt), der eigentlich nur seiner Frau zuliebe in meine Praxis kam, weil sie unter starkem Pilzbefall litt. Er wollte sich mit untersuchen und gegebenenfalls mit behandeln lassen. Er war nie krank gewesen, litt lediglich manchmal unter leichten Kopfschmerzen und hatte einmal längere

Zeit Fußpilz. Allerdings räumte er ein, daß er sich nicht besonders gut ernähre und im Geschäft sehr viel Streß habe.

Die Blutuntersuchung ergab einen verheerenden Wert für das Verhältnis von Helfer- und Suppressorzellen (T_4 zu T_8). Er lag bei 0,5, während die Normalwerte bei 1,2 bis 2,0 liegen. Solch tiefe Werte findet man ansonsten am ehesten bei HIV-Infizierten. Nachdem sich dieser Verdacht zum Glück nicht bestätigte, wurde eine längerfristige Immuntherapie eingeleitet, mit der es gelang, die Werte nach drei Monaten zu verbessern.

Die typischen Symptome bei Candida-Infektionen des Magen-Darm-Trakts

Das Heimtückische an einer Candida-Infektion des Darms ist die Tatsache, daß man sie (anders als bei Pilzbefall auf der Haut, in der Vagina oder im Mund) nicht sofort feststellen kann, weil keine offensichtlichen Alarmsignale wie Belag, Jucken oder Brennen darauf hinweisen. Die Krankheit macht sich erst dann bemerkbar, wenn sie bereits relativ weit fortgeschritten und nicht leicht wieder zurückzudrängen ist. Im folgenden finden Sie alle wesentlichen typischen Symptome, die mit Candida-Infektionen des Magen-Darm-Trakts einhergehen. Zum Abschluß des Kapitels sind diese Symptome noch einmal in einer Checkliste zusammengefaßt.

Bitte beachten Sie: Die meisten der im folgenden genannten Symptome können auch ganz andere Gründe haben als eine Candida-Infektion. Wenn aber viele dieser Beschwerden gleichzeitig auftreten und sich keine plausible andere Ursache finden läßt, liegt der Verdacht nahe, daß eine Hefepilzinfektion dahintersteckt.

Beschwerden im Magen-Darm-Trakt

Afterjucken: Wer häufig darunter leidet, bei dem kann der Enddarmbereich und der Bereich um den After herum mit Hefepilzen infiziert sein. Auch zwei weitere, relativ banale Gründe können für das Afterjucken verantwortlich sein: mangelnde Hygiene nach dem Stuhlgang (wir empfehlen, den After auf dem Bidet oder mit der Dusche nach jedem Stuhlgang gründlich zu waschen) sowie Madenwürmer. Im zweiten Fall tritt das Afterjucken in der Regel besonders abends und nachts auf, weil dann die Wurmweibchen aus dem After kriechen, um ihre Eier abzulegen. Ob ein Wurmbefall vorliegt, sollte man beim Arzt abklären lassen. Außerdem muß untersucht werden, ob sich eine eventuelle Pilzinfektion möglicherweise schon ekzemartig um den After ausgebreitet hat. In diesem Fall muß sofort eine gründliche Behandlung eingeleitet werden, sonst drohen blutige Hautrisse (Analfissuren) im Analbereich, die mitunter nur schwer abheilen. Ein deutlicher Hinweis auf eine Pilzinfektion ist es, wenn das Afterjucken durch Auftragen einer pilzabtötenden Creme (zum Beispiel die nystatinhaltigen Cremes Mykundex®oder Multilind®) zurückgeht.

Aphthen im Mund: Als Aphthen bezeichnet man schmerzhafte linsengroße Rötungen im Mund mit einer kleinen gelben Blase in der Mitte. Ursache sind oft allergische Reaktionen auf Pilzinfektionen des Darms (vergleiche auch den Abschnitt »Allergische Symptome« in diesem Kapitel). Die Aphthen verschwinden durch örtliche Behandlung mit Antimykotika in der Regel nicht, wohl aber durch Behandlung es gesamten Magen-Darm-Trakts.

Blähungen und übelriechende »Winde«: Solche Beschwerden können durch vermehrte Hefepilzgärung im Darm entstehen (Hefen vergären Zucker zu Alkohol und Kohlendioxid; letzteres verursacht die Blähungen). Manche unerschrockene Therapeut(inn)en behaupten, Candida-Patient(inn)en am typischen Geruch ihrer (bei längerem Aufenthalt in der Praxis kaum zurückzuhaltenden) Darmgase zu erkennen. Starke Blähungen können zu einem Zwerchfellhochstand führen (das Zwerchfell wird nach oben gegen den Brustraum gedrückt), dem sogenannten Roemheld-Syndrom. Die Folge können Herzbeschwerden (Arrhythmie; Tachykardie) und Atemnot bis hin zu Angina-pectoris-Anfällen sein. Blähungen können sehr viele Gründe haben, leider wird bislang nur selten an eine Candida-Infektion als Ursache gedacht.

Darmgeräusche: Die Gärungsprozesse im Darm führen oft zu lautem Rumoren im Darm, das mit bloßem Ohr und natürlich mit dem Stethoskop gut zu hören ist. Verantwortlich können neben Candida-Pilzen auch Schimmelpilze sein (vergleiche dazu unser Buch »Warum fühle ich mich ständig krank? Das Schimmelpilzproblem«).

Druckempfindlichkeit im Bauchbereich: Durch starken Pilzbefall entzündet sich der Darm und wird druckempfindlich.

Sodbrennen: Sodbrennen entsteht, wenn Magensäure aus dem Magen herauf in den unteren Teil der Speiseröhre »schwappt«. Da die Magensäure sehr aggressiv ist (sie ist nichts anderes als Salzsäure), greift sie alsbald den unteren Teil der Speiseröhrenschleimhaut an, so daß sich hier eher Pilze und andere Erreger einnisten können. Gründe für Sodbrennen können neben übermäßigem Essen und Streß bakterielle Infektionen (insbesondere durch Helicobacter pylori und Campylobacter) sowie Pilzinfektionen in der Speiseröhre sein. Laut Dr. Adrian Stanescu-Siegmund von der Abteilung für Allgemeine Chirurgie an der Universität Ulm sind

Candida-Infektionen bei Menschen mit derartigen Erkrankungen recht häufig. In schlimmen Fällen kann bei einer Speiseröhreninfektion das Gewebe so stark angegriffen werden, daß jedes Schlucken schmerzhaft wird.

Soor im Mund: Soor kommt von dem englischen Wort »sore«, das »wund« oder »weh« bedeutet. Als (Mund-)Soor bezeichnet man Stellen, an denen die Mundschleimhaut punktförmig oder auf größeren Flächen mit einem weißlichen Belag überzogen ist. Der weiße Belag ist nichts anderes als ein Candida-Herd. Eigentliche Ursache ist meist eine im ganzen Magen-Darm-Trakt verbreitete Candida-Infektion. Der Soor verschwindet in der Regel nur, wenn nicht nur die Mundschleimhaut, sondern ebenso der Darm mit Antipilzmitteln behandelt wird. In schwereren Fällen kann der Soor zu einem durchgehenden grauweißen Belag anwachsen, der auch auf die Mandeln übergeht.

Besonders hoch ist das Risiko, daß die Mundhöhle befallen wird, bei Asthmatikern, die öfter Kortisonspray benutzen. Hier kommt es sehr auf die Inhalationstechnik an: Wenn es gelingt, den Spraynebel mit einem Atemzug weitgehend in die Lunge zu befördern, ist die Gefahr einer Pilzinfektion kleiner. Zu manchen Kortisonsprays gibt es deshalb eine hohle Kugel, die zwischen Mund und Spray gesteckt wird und den größten Teil des Spraynebels aufnimmt. Dadurch gelangt der Nebel beim Einatmen vorwiegend in die Lunge.

Auch Diabetiker haben oft unter Pilzinfektionen im Mundbereich zu leiden. Bei ihnen bilden sich häufig Entzündungen in den Mundwinkeln (Faulecken oder Perlèche genannt). Auf Zahnprothesen und auf kariösen Zähnen können ebenfalls Pilze wachsen.

Stuhlbeschwerden: Bei Candida-Infektionen des Darms kommt es in den meisten Fällen zu starken Problemen mit dem Stuhlgang: Durchfall, weicher, ungeformter und klebriger Stuhl, Verstopfung oder auch all dies im Wechsel. Grund: Durch die Hefepilzbesiedlung werden die Stoffwechsel- und Immunprozesse der Darmschleimhaut durcheinandergebracht, so daß sich diese veränderlichen Beschwerden einstellen. Außerdem ist der Stuhl meist ausgesprochen übelriechend. Klärung, ob solche Probleme mit Candida-Infektionen zusammenhängen, bringt wieder ein einfacher Test: ein paar Tage lang ein örtlich wirkendes Antimykotikum (Nystatin) einnehmen, um zu prüfen, ob sich die Beschwerden dadurch bessern.

Übelkeit bis hin zu Koliken: Auf starken Pilzbefall reagiert der Körper oft mit Übelkeit, in schlimmen Fällen sogar mit heftigen Koliken und Leib-schmerzen (die fälschlicherweise als Hinweis auf eine Blinddarm-entzündung gedeutet werden können). Auch eine Pilzbesiedlung der Magenschleimhaut kann in solchen Fällen im Spiel sein. Ein anderer Grund für die Übelkeit könnten vom Pilz produzierte Fuselalkohole sein. Allerdings ist zu beachten, daß auch Parasiten ähnliche Symptome verur-sachen können, zum Beispiel Giardia lamblia, Dientamoeba fragilis, Entamoeba histolytica, Spul- und Bandwürmer und andere.

Windeldermatitis: Wenn am Gesäß und im Genitalbereich eines Babys oder Kleinkinds rote Pünktchen, Flecken oder größere entzündete Stel-len zu sehen sind, heißt die Ursache fast immer Hefepilze. Man nennt die Erkrankung auch Windelsoor. Leider muß man aus solchen Beschwerden direkt folgern, daß auch der Darm des Babys infiziert ist. Die Pilze wan-dern aus dem Darm aus und können dann im feuchtwarmen Milieu der Windel gut gedeihen.

Zahnfleischentzündung: Diese kann durch Bakterien, jedoch ebenso durch Pilze verursacht werden. Besonders in Zahnfleischtaschen, aber auch auf kariösen Zähnen siedeln sich Candida-Pilze rasch an.

Zahnprothesendruckstellen: Viele Menschen, die Zahnprothesen tra-gen, leiden unter Zahnfleischinfektionen an den Stellen, wo die Prothese aufliegt. Sehr oft ist hier Candida albicans im Spiel. Vielfach ist das nicht ohne weiteres zu erkennen, weil die Entzündung sich nicht durch weiß-lichen Belag, sondern durch eine glatte und gerötete Hautbeschaffenheit mit starken Schmerzen äußert.

Zungenbelag: Ein weißlicher Belag auf der Zunge ist in der Regel Can-dida. Auch Beläge auf Zahnprothesen bestehen oft aus Hefepilzkulturen.

Beschwerden an Harnwegen und Geschlechtsorganen

Viele Frauen leiden unter häufig wiederkehrendem Hefepilzbefall der Scheidenschleimhaut. Nach einer Behandlung mit antimykotischen Sal-ben gehen die Beschwerden vorübergehend zurück, um sich wenige Wochen nach Absetzen der Behandlung wieder einzustellen. Es gibt zwei denkbare Gründe für diese Rückfälle: Erstens wandern immer wieder Pilze aus dem Darm in die Vagina ein, zweitens verstecken sich Pilzzellen in den Schleimhautzellen der Vagina (dies wurde von Prof. Gemeinhardt an der Berliner Charité, bewiesen und durch Ergebnisse der amerikanischen Wissenschaftlerin Marjorie Crandall bestätigt); nur die Pilze außen auf der Schleimhaut sterben während der Behandlung ab.

Ausfluß: Bei Scheidenausfluß außerhalb der Menstruationszeit kann neben bakteriellen Infektionen auch eine Candida-Infektion im Spiel sein. Hautärzte bezeichnen Candida mittlerweile als »häufigste Geschlechtskrankheit«. Der typische Ausfluß bei Candida-Infektionen ist weißlich, krümelig und hat einen säuerlich hefeartigen Geruch.

Blasenentzündung: Bei häufig auftretenden Blasenentzündungen können Pilze im Spiel sein. In solchen Fällen hilft eine antibakterielle Therapie (mit gegen Bakterien gerichteten Antibiotika) wenig, da die Pilze davon nicht berührt werden.

Brennen und Juckreiz an den Genitalien: Auch hierfür können neben bakteriellen Infektionen Hefepilze verantwortlich sein. Bei Frauen tritt der Juckreiz oft verstärkt vor der Menstruation auf.

Brennen in der Harnröhre (besonders beim Wasserlassen): Vaginalinfektionen können schnell in die Harnröhre aufsteigen. Auch bei Männern, die sich während des Geschlechtsverkehrs infiziert haben, können die Keime in die Harnröhre einwandern.

Eichelentzündung (Balanitis): Wenn sich kleine weiße Punkte auf der Eichel bilden, ist meist Candida die Ursache. Mitunter ist der Pilzbefall auf der Eichel allerdings kaum erkennbar. Solche Infektionen werden oft im »Ping-Pong-Verfahren« von Mann und Frau beim Geschlechtsverkehr weitergegeben. Es genügt nicht, wenn sich nur ein Partner gegen Pilze behandeln läßt, da er sich sofort wieder beim anderen infiziert.

Eileiter- und Eierstockentzündungen: Wenn Antibiotika hier nicht helfen, liegt der Verdacht nahe, daß Pilze im Spiel sind, insbesondere bei hartnäckig wiederkehrenden Beschwerden.

Harndrang: Das Bedürfnis zum häufigen Wasserlassen kann ein Hinweis auf eine Blasenentzündung sein.

Menstruationsbeschwerden: Bei vielen Frauen werden die Beschwerden vor und während der Menstruation durch Candida-Befall verstärkt. Wahrscheinlicher Grund sind Hormonstörungen, wie sie russische Wissenschaftler schon vor Jahrzehnten bei Candida-Patientinnen fanden. Bei ihnen ist das prämenstruelle Syndrom mit allen seinen typischen Beschwerden besonders stark ausgeprägt:

• Leibschmerzen,
• Spannung in den Brüsten,
• Überreiztheit, Übellaunigkeit,

- Lustlosigkeit
- bis hin zum Extremfall des »Dr. Jekyll und Mr. Hyde«-Syndroms, bei dem sich die betroffenen Frauen in den vierzehn Tagen vor der Regel tatsächlich völlig anders als sonst, nämlich überaus aggressiv und unnahbar, benehmen. Nach Eintreten der Menstruation sind sie wieder durchaus sanftmütig und ausgeglichen.

Auch ist die Regelblutung ungewöhnlich stark, dauert sehr lange und ist oft mit großen Schmerzen verbunden.

Prostataentzündung: Bei Männern können die Pilze durch die Harnröhre in die Prostata einwandern und dort Entzündungen verursachen.

Schamhaarausfall: Ist der Bereich um die Geschlechtsorgane stark mit Pilzen infiziert, können die Schamhaare ausfallen.

Schmerzen beim Geschlechtsverkehr: Wenn die Vaginalschleimhaut der Frau durch eine Hefepilzinfektion stark entzündet ist, wird sie beim Geschlechtsverkehr Schmerzen haben. Man muß dabei bedenken, daß die Infektionen sich nicht immer durch Ausfluß oder direkt erkennbare Entzündungszeichen wie etwa Schwellung, Rötung, eitrige Sekrete bemerkbar machen. Oft zeigt erst die Reizung und Reibung beim Liebesakt, daß die Schleimhaut entzündet und überempfindlich ist.

Psychische Beschwerden

Candida-Patient(inn)en leiden sehr häufig unter Beschwerden, die bei oberflächlicher Betrachtung leicht als »psychisch« gedeutet werden können. Vielen von ihnen glauben Verwandte und Bekannte einfach nicht, daß hinter ihren Beschwerden eine echte körperliche Erkrankung steckt. Und von ärztlicher Seite müssen sie sich oft um keinerlei Aufklärung bemühte Diagnosen anhören wie »Das ist bei Ihnen psychisch«, »Sie müssen sich einfach mal ein bißchen zusammenreißen« oder »Ich schreib' Ihnen mal was auf, das wird Sie beruhigen« (nämlich Valium® oder ähnliches). Nicht selten folgt dann eine Überweisung zum Psychotherapeuten, der eine bestenfalls entspannende Therapie einleitet, aber keine Heilung erreicht, da das Grundleiden (die Candida-Infektion) nicht erkannt wird.

Die amerikanische Wissenschaftlerin Elizabeth Haugle nennt solche Kommentare »Mülleimer«-Diagnosen, weil dabei nicht einmal der Versuch unternommen wird, das Wesen der Erkrankung zu begreifen. Alles, was nicht näher zu klären ist, kommt in den großen Mülleimer »psychische Erkrankungen«. Natürlich gibt es zahllose echte psychische Erkrankungen, die zum Beispiel auf Kindheitstraumata, sexuellem Mißbrauch oder familiären Störungen beruhen können. Im Fall von Candida-Infektionen aber ist vermutlich die Belastung des Körpers durch Pilztoxine, die durch die Blutbahn auch ins Gehirn gelangen, schuld an den vermeintlich psychischen Symptomen. Wir meinen, daß es jeder Patient verdient, daß man seine Beschwerden ernst nimmt und ihrer wahren Ursache nachgeht. Typische Symptome sind:

Aggressivität: Die Betroffenen empfinden die Begegnung mit anderen von vornherein als zusätzliche Belastung für ihren ohnehin überforderten Organismus und reagieren deshalb leicht feindselig.

Depressivität: Der depressive Zustand ist oft gepaart mit oder bedingt durch ständige Erschöpfung und Mattigkeit.

Gereiztheit: Die Betroffenen gehen scheinbar grundlos hoch, wirken angespannt und mit den Nerven am Ende.

Lustlosigkeit: Für Dinge, die früher Spaß gemacht haben, fehlt nun plötzlich der innere Antrieb.

Suchtartiger Heißhunger auf Süßigkeiten: Irgendwie signalisiert der Pilz dem menschlichen Körper auf nachdrückliche Weise, daß er Nachschub an Nahrung braucht. Sehr viele Candida-Betroffene klagen deshalb über einen ständigen, kaum bezähmbaren Heißhunger auf Süßigkeiten, Zucker und süßes Obst. Oft führt diese Sucht nach Süßem zu erheblicher und rascher Gewichtszunahme und nach einiger Zeit zu Übergewicht.

Allgemeine Beschwerden

Alkoholunverträglichkeit: Viele Hefepilz-Infizierte reagieren schon auf sehr geringe Alkoholmengen empfindlich (etwa mit Kopfschmerzen, Übelkeit, Schwindel, Gliederschmerzen). Dafür kann es unterschiedliche Gründe geben: Zum ersten kann der Alkoholpegel im Blut durch die Gärungsprozesse der Hefepilze ohnehin hoch sein (dann führt jede weitere Alkoholzufuhr rasch zu Beschwerden); zum zweiten können die Hefepilze Alkohol gut für ihr Wachstum verwerten (was dann eine vermehrte Ausschüttung von Giftstoffen in den Körper und eine Belastung der Leber und der Immunabwehr nach sich zieht); zum dritten bauen Candida-Pilze den für den menschlichen Konsum noch am ehesten geeigneten Äthylalkohol zu sehr schädlichen »Fuselalkoholen« ab (Methylalkohol, Amylalkohol, Isoamylalkohol), die die Leber stark belasten. Manchmal fühlen sich Candida-Patient(inn)en auch ohne Alkoholgenuß wie angetrunken (»drinkless drunk«) – nach Meinung mancher Wissenschaftler, weil die Hefen durch Vergärung anderer Nahrungsmittel solche Fuselalkohole produzieren (neuere Untersuchungen deuten allerdings darauf hin, daß durch Gärung höchstens ein Blutalkoholgehalt von 0,1 Promille erreicht wird – wodurch ein Fragezeichen hinter diese Theorie gesetzt wird).

Um zu testen, ob bei Alkoholunverträglichkeit eine Pilzinfektion im Spiel ist, sollte man probeweise ein paar Tage lang ein Nystatinpräparat einnehmen. Dieses Antimykotikum wirkt lokal gegen Pilze im Darm und wird in der Regel gut vertragen. Man kann es sich vom Arzt verschreiben lassen oder rezeptfrei in der Apotheke erwerben. Bessern sich die Beschwerden durch diesen Therapieversuch, liegt der Verdacht auf eine Pilzinfektion nahe, und man sollte eine gründliche ärztliche Antipilztherapie ins Auge fassen.

Bitte beachten Sie: Der Nystatintest ist nicht in allen Fällen aussagekräftig, da die Pilze mitunter von diesem Mittel nicht oder nur wenig gehemmt werden. Tritt also nach Nystatineinnahme keine Besserung ein, können in manchen Fällen trotzdem Pilze im Spiel sein. Um zu klären, ob das Antimykotikum, das man zu diesem Zweck nimmt, wirklich wirkt, sollte eine Resistenzprüfung (Antimykogramm; Laboradresse im Anhang) durchgeführt werden.

Erschöpfungssymptome: Müdigkeit, Mattigkeit, enormes Schlafbedürfnis, Schlafstörungen, morgendliches Unausgeschlafensein – alle diese Symptome treten bei Hefepilzerkrankten häufig auf. Dahinter steckt natürlich vor allem die allgemeine Belastung des Immunsystems durch die Pilze, möglicherweise aber auch die ständige Belastung des Organismus durch Fuselalkohole. Oft sind die Betroffenen zudem energielos, weil sie nicht ausreichend mit lebenswichtigen Vitaminen und Spurenelementen versorgt sind (der Pilz raubt dem Körper diese Stoffe zum Teil und stört durch die Entzündung der Darmschleimhaut die Aufnahme solcher Stoffe aus der Nahrung). Außerdem können parallele Virusinfektionen zur Müdigkeit beitragen.

Haarausfall: Hefepilze können direkt oder indirekt an Haarausfall beteiligt sein, entweder indem sie den Nährstoffstoffwechsel des Körpers durcheinanderbringen oder indem sie die Haarwurzeln infizieren.

Hormonstörungen: Russische Wissenschaftler entdeckten schon vor langer Zeit abnorme Hormonverschiebungen bei Candida-Patientinnen.

Kopfschmerzen/Migräne: Candida-Patient(inn)en klagen häufig über quälende Kopfschmerzen. Schuld sind vermutlich Pilztoxine.

Muskel- und Gelenkschmerzen: Viele Candida-Patient(inn)en leiden regelmäßig oder schubweise unter Muskel- und Gelenkschmerzen. Mögliche Gründe sind Belastungen mit Pilzgiften, aber auch das Wiederaufflammen älterer Herpesinfektionen, das durch die Pilzinfektion begünstigt wird.

Allergische Symptome

Wenn man allergisch auf Substanzen aus der Umwelt reagiert, sei es auf Pollen oder Kuhmilch, auf Kosmetika, Haushaltschemikalien oder Lacke, kann dahinter eine chronische Candida-Infektion stehen, die das Immunsystem schwächt und durcheinanderbringt. Meine Patient(inn)en berichten oftmals, daß sie zunehmend unter den verschiedensten Allergiesymptomen leiden und immer mehr Nahrungsmittel nur schlecht vertragen. Bei richtiger Behandlung der Candida-Infektion gehen auch die Allergiesymptome häufig zurück (in vielen Fällen ohne Desensibilisierung). Folgende allergische Beschwerden sind typisch:

Allergische Hautkrankheiten: Hier können Pilzinfektionen im Spiel sein, entweder indem sie durch eine Darminfektion das Immunsystem schwächen oder indem die Pilze die betroffenen Hautpartien überwuchern. Hautkrankheiten mit allergischer Komponente sind zum Beispiel Akne, Neurodermitis, Schuppenflechte (Psoriasis), seborrhoisches Ekzem.

Asthma: Bei Asthmatikern findet die allergische Reaktion vor allem in den Atemwegen statt; sie verschleimen und verkrampfen sich – mitunter lebensbedrohlich. Im Hintergrund kann eine Candida-Infektion beteiligt sein; es können aber auch eingeatmete Pilze direkt die Asthmasymptome auslösen (vor allem Schimmelpilze).

Empfindlichkeit gegen Chemikalien: Wir werden Tag für Tag mit Dutzenden von Stoffen konfrontiert, die unser Immunsystem belasten und leicht zu Allergie- und Überempfindlichkeitsreaktionen führen kön- nen. Für den Nichtallergiker riechen oder »stinken« alle diese Substanzen mehr oder weniger (sofern sie nicht geruchlos und deshalb besonders heimtückisch sind), er empfindet sie aber nicht als unerträgliche Be- lästigung. Bei Allergikern hingegen löst dieselbe Situation (etwa das Betreten eines frisch gestrichenen Gebäudes oder die Anwesenheit einer stark parfümierten Person) dramatische Symptome aus: Benommenheit, Schwindel, Hautreizungen, Asthmaattacken aufgrund verengter oder verkrampfter Atemwege, Kopfschmerzen. Im schlimmsten Fall kann es zu Kreislaufversagen durch allergischen Schock kommen.

Heuschnupfen (allergische Rhinitis): Diese Allergieform, die vor al- lem durch eingeatmete Teilchen wie Pollen, Hausstaub, Milben, Tier- haare oder Schimmelpilze ausgelöst wird, kann durch Candida-Infek- tionen begünstigt oder verstärkt werden.

Hyperaktivität: Bei hyperaktiven Kindern (»Zappelphilipp-Krankheit«, hyperkinetisches Syndrom) findet man relativ häufig Candida-Infektio- nen. Dahinter stehen wahrscheinlich allergische Mechanismen.

Nahrungsmittelunverträglichkeiten: Candida-Patient(inn)en vertra- gen oft ein, mehrere oder gar viele Nahrungsmittel schlecht. Sie bekom- men nach dem Verzehr der betreffenden Speisen Hautausschläge, Haut- rötungen, beschleunigten Puls, Bauchschmerzen, Kopfschmerzen, Übel- keit, Blähungen oder plötzlichen Durchfall. Manchmal setzen solche Symptome erst Stunden nach dem Genuß des Nahrungsmittels ein, auf das man empfindlich reagiert.

Zunehmende Allergiebereitschaft: Wenn ein Mensch früher »nur« Kuhmilch nicht vertrug oder zur Zeit des Pollenflugs gelegentlich unter Heuschnupfen litt, jetzt aber weit mehr Nahrungsmittel meiden muß und fast ständig von allergischem Schnupfen geplagt ist, spricht man von »zunehmender Allergiebereitschaft«.

Neurologische Störungen

Als neurologisch bezeichnet man in der Medizin Beschwerden, die mit der Nervenfunktion zusammenhängen. Bei Pilzinfektionen kann es durch verschiedene Mechanismen zu neurologischen Störungen kommen: Zum einen können anscheinend die Pilzgifte die Nervenbahnen negativ beein- flussen, zum anderen nisten sich Herpesviren bevorzugt entlang der

Nervenbahnen ein und verursachen dort Beschwerden, wenn sie in einer immunschwachen Periode wieder aktiv werden. Mögliche neurologische Störungen bei Candida-Infektionen sind:

Gedächtnisstörungen: Vergessen von Namen, Gesprächen oder Erlebnissen

Gehstörungen: zum Beispiel torkelnder Gang, Schwindel, Unsicherheit

Konzentrationsschwierigkeiten: Man verliert zum Beispiel in einem Gespräch plötzlich völlig den Faden oder kann sich nicht längere Zeit auf eine anspruchsvolle Aufgabe konzentrieren, ohne zu ermüden.

Lern- und Denkstörungen: Die intellektuelle Leistungs- und Aufnahmefähigkeit ist vermindert.

Muskelzittern: Solche Symptome sind auch als Tics bekannt, etwa wenn bei einem Menschen die Gesichtsmuskulatur in kürzeren Abständen plötzlich zuckt und das Gesicht verzerrt.

Ohrensausen: Es kommt gelegentlich bei Candida-Patient(inn)en vor; der Grund dafür ist nicht klar.

Orientierungsstörungen: Vergessen einer Wegbeschreibung, rascher Verlust der Orientierung in ungewohnter Umgebung.

Schwindel: Plötzlicher Schwindel kann allergisch bedingt sein oder durch Fuselalkohole hervorgerufen werden. Er kann aber auch auf einer neurologisch bedingten Störung des Gleichgewichtssinns beruhen.

Sehstörungen: Die Wahrnehmung ist zum Beispiel verschwommen, oder man sieht Doppelbilder. Bei starker Immunschwäche können in sehr seltenen Fällen die Augen direkt von Hefepilzen infiziert werden (Uveitis).

Immunstörungen

Da Candida-Pilze in der Regel erst um sich greifen, wenn das Immunsystem geschwächt ist, und ihrerseits das Immunsystem weiter schwächen, ist es logisch, daß alle Anzeichen für ein schwaches Immunsystem auch als möglicher Hinweis auf eine Hefepilzinfektion gedeutet werden müssen. Typische Symptome sind:

Häufiges Auftreten von leichtem Fieber: Dahinter können verborgene Kämpfe des Immunsystems stecken, etwa gegen Hefepilze im Darm oder anderswo im Körper oder auch gegen Herpesviren.

Häufige Herpesattacken: Herpesinfektionen flammen immer dann auf und machen sich durch Bläschen an Lippen und Genitalien bemerkbar, wenn das Immunsystem geschwächt ist.

Infektanfälligkeit: Wenn man von jeder Grippewelle angesteckt wird, wenn man kurz nach Abklingen der letzten Erkältung schon wieder von den typischen Symptomen geplagt wird und wenn kleine Verletzungen nur zögernd abheilen, dann sind das Hinweise auf ein geschwächtes Immunsystem und auf Candida als opportunistischen Erreger.

Lymphknotenschwellungen: Auch dieses Symptom kann auf verborgene Kämpfe des Immunsystems gegen eine Infektion hinweisen. Oft tritt gleichzeitig leichtes Fieber auf, was auf eine Virusinfektion hindeutet.

Erinnern Sie sich: Was könnte zur Candida-Infektion beigetragen haben?

Wenn Sie sich fragen, ob bei Ihnen eine Candida-Erkrankung vorliegen könnte, müssen Sie auch an Ihre Vorgeschichte denken. Haben Sie in den letzten Jahren etwas getan oder ist etwas geschehen, das die Entstehung der Infektion begünstigen konnte? Die folgenden Faktoren erhöhen die Wahrscheinlichkeit von Candida:

Anwendung von desinfizierenden Scheidenwaschungen: Dadurch kann die freundliche Bakterienflora der Vagina, die normalerweise die Pilze in Schach hält, zerstört werden.

Kontakt mit Pilzen: Wer durch Beruf und Hobby häufig in Kontakt mit Pilzen kommt, dessen Immunsystem ist stark beansprucht. Erhöhte Pilzbelastungen finden sich zum Beispiel in Schwimmbädern, Saunen, Fitneßstudios, Getreidemühlen, Silos und in der Nahrungsmittelherstellung (hier werden oft Hefepilze als Backtriebmittel oder Würzmittel eingesetzt). Auch wer in bestimmten Bereichen therapeutisch oder in der Krankenpflege tätig ist (vor allem auf Intensivstationen), kann durch häufigen Kontakt mit Schwerkranken eher Pilzinfektionen bekommen. Gefährdet ist auch das Personal in Labors, in denen regelmäßig Pilzuntersuchungen durchgeführt werden.

Kontakt mit Umweltgiften: Wer am Arbeitsplatz oder zu Hause ständig mit Schadstoffen konfrontiert ist (Abgase, Lösungsmittel, Lacke, Schwermetalle), dessen Immunsystem ist vermehrt belastet. Auch Zahnplomben aus Amalgam sind wegen ihres Gehalts an giftigem Quecksilber eine starke Belastung für das Immunsystem.

Medikamenteneinnahme: Falls Sie in der jüngeren oder ferneren Vergangenheit mehr oder minder häufig bestimmte Medikamente einnehmen mußten, ist die Wahrscheinlichkeit ziemlich hoch, daß sich wegen der medikamentös verursachten Immunschwächung Hefepilze eingenistet haben. Bedenklich sind vor allem folgende Medikamentengruppen: Antibiotika, Kortisonpräparate und andere zur Immununterdrückung bestimmte Medikamente, Antiphlogistika (entzündungshemmende Mittel), Schmerzmittel.

Rauchen: Kein Raucher hört es gern, aber permanenter Zigarettenkonsum ist vielleicht die schlimmste immunschwächende Maßnahme, die man sich selbst zufügen kann.

Synthetische Kleidung: Derartige Kleidung ist weniger atmungsaktiv als Naturmaterialien und schafft dadurch eher ein feuchtwarmes Milieu, in dem Pilze gedeihen können (Beispiele: Synthetiksocken, Synthetikunterwäsche, Kunststoffschuhe).

Ungesunde Ernährung: Ein Ernährungsstil mit einem hohen Anteil an Fast Food, Weißmehl, Zucker und abgepackten Nahrungsmitteln (Konserven, Fertigpizzas, Kekse, Kartoffelchips), übermäßiger Alkoholgenuß sowie hoher Kaffee- und Teekonsum (mehr als acht Tassen pro Tag) fördern die Vermehrungsbedingungen für Hefepilze.

So verhält sich Candida bei Menschen mit ausgeprägter Abwehrschwäche

Menschen, bei denen das Abwehrsystem nachhaltig geschwächt ist (etwa durch ständige immununterdrückende Therapie mit Kortison und ähnlichen Mitteln, durch fortgeschrittene HIV-Infektion, Diabetes, Tumorerkrankung oder -behandlung, nach einer Transplantation), müssen mit sehr schweren inneren Candida-Infektionen rechnen. Der Weg der Infektion ist dabei in der Regel folgendermaßen:
Die zunächst nur im Magen-Darm-Trakt vorhandenen Pilze gelangen durch die Darmwand in die Blutbahn (Persorption). Funktioniert die Immunabwehr des Patienten gut, kommt es dabei nicht zu größeren Beschwerden, und die Pilze werden bald unschädlich gemacht. Ist das Immunsystem durch ärztliche Eingriffe, Krankheiten u.a. geschwächt, können die Pilze zu inneren Organen vordringen und dort Kolonien bilden. Systemische Mykosen (also Pilzinfektionen der inneren Organe und

des Blutes) werden in Europa vorwiegend durch Candida-Hefepilze hervorgerufen. Betroffen sind vor allem Lunge, Leber, Milz, Nieren, Zentralnervensystem und Netzhaut. Auch im Urin finden sich dann oft viele Pilze (ohne daß allerdings Beschwerden an den Harnwegen zu spüren sein müssen).

In solchen Fällen sind folgende Probleme denkbar:

- **ausgedehnte Schleimhaut- und Hautinfekte,** die nur schwer zurückzudrängen sind
- **Blutvergiftung durch Candida**
- **Hirnhaut- und Gehirnentzündungen,** die sehr hartnäckig sein können und schwer zu behandeln sind
- **Lungenbefall** – ebenfalls nur schwer zu behandeln
- **Augenentzündungen,** die die Sehfähigkeit stark behindern
- **Speiseröhrenbefall**
- **Befall anderer innerer Organe:** Prostata, Eierstöcke, Bronchien, Nebenhöhlen; bei schwersten Immundefekten drohen auch lebensgefährliche Infektionen anderer innerer Organe. Prostata und Eierstöcke sind besonders anfällig und können durch Persorption selbst dann infiziert werden, wenn kein schwerer Immundefekt vorliegt.

Mischinfektionen durch Candida und andere Erreger

Wenn das Immunsystem geschwächt ist und die Schleimhäute durch Candida oder sonstige Erreger angegriffen sind, kann es zu ernsten Erkrankungen kommen, die durch mehrere Erreger gleichzeitig verursacht werden: Pilze, Bakterien, Parasiten und Viren (welche, wie bereits erwähnt, immer dann erneut aktiv werden, wenn andere Faktoren die Immunabwehr schwächen). So ist zum Beispiel durch Versuche der amerikanischen Wissenschaftlerin Eunice Carlson bekannt, daß Mischinfektionen aus Candida albicans und Staphylococcus aureus weitaus schlimmer verlaufen als der Befall durch jeden der Erreger allein. Professor Reinhard Rüchel von der Universität Göttingen bestätigt, daß bei sogenannten Faulecken (Infektionen der Mundwinkel) sehr oft Candida und Staphylococcus zusammen beteiligt sind. Anscheinend kann Candida albicans die Gefährlichkeit bestimmter Stämme von Staphylococcus aureus noch verstärken.

Wir plädieren dafür, daß in komplizierten Fällen, bei denen die Diagnose nicht auf der Hand liegt, beziehungsweise dann, wenn durch den ersten Therapieversuch keine Besserung eintritt, Ärzte wirklich gründlich testen, welche Erreger beteiligt sind, und sich nicht damit zufriedengeben, eine Bakterien- oder Pilzart allein identifiziert zu haben. Außerdem ist zu prüfen, welche Medikamente gegen die gefundenen Erreger wirken; denn schließlich sind viele Bakterienstämme und auch Pilze häufig gegen verschiedene Medikamente resistent. Und schließlich sollte man gerade bei Infektionen durch den sehr gefährlichen (weil praktisch gegen alle Antibiotika resistenten) Erreger Staphylococcus aureus Pilzmedikamente in die Behandlung einbeziehen. Denn für die Heilungs- oder Überlebenschancen eines Menschen kann es von entscheidender Bedeutung sein, welche Erreger im Spiel sind und welche Medikamente dagegen eingesetzt werden.

Auch wenn verschiedene Candida-Arten gemeinsam auftreten, kann sich ihre Bedrohlichkeit verstärken, zum Beispiel wenn die an sich wenig aggressive Candida glabrata zusammen mit Candida albicans vorkommt. Laut Untersuchungen von Katrin Olschwewski vom Hygiene-Institut Göttingen hilft Candida albicans anscheinend ihrer Schwesterart, die Eiweiße des menschlichen Gewebes zu spalten, so daß sie besser Fuß fassen kann.

Checkliste: Leiden Sie womöglich unter einer Pilzinfektion?

In der folgenden Übersicht finden Sie noch einmal alle Risikofaktoren und Symptome, die wir im bisherigen Verlauf des Buches erläutert haben. Prüfen Sie, inwieweit sie bei Ihnen zutreffen. Wenn Sie in mehr als 20 Fällen ein Ja-Kreuzchen machen, ist die Wahrscheinlichkeit recht hoch, daß Sie unter einer Candida-Infektion leiden.

Vorgeschichte/Lebensgewohnheiten

☐ Wurden Sie öfter mit Antibiotika behandelt?
☐ Wurden Sie öfter mit Kortison oder anderen immununterdrücken-den Mitteln behandelt?
☐ Wurden Sie öfter mit Schmerzmitteln oder entzündungshemmenden Medikamenten behandelt?

- [ ] Mußten Sie sich wegen einer Krebserkrankung einer Chemotherapie oder einer Strahlentherapie unterziehen?
- [ ] Haben Sie längere Zeit die Antibabypille eingenommen?
- [ ] Benutzen Sie desinfizierende Scheidenspülungen, oder haben Sie solche Mittel benutzt?
- [ ] Haben Sie bereits mehrere Schwangerschaften hinter sich?
- [ ] Haben oder hatten Sie Amalgamplomben im Mund?
- [ ] Sind oder waren Sie beruflich oder privat häufig Umweltgiften wie Holzschutzmitteln, Formaldehyd, Asbest, Lösungsmitteln, Abgasen ausgesetzt?
- [ ] Rauchen Sie regelmäßig?
- [ ] Tragen Sie oft Kleidung aus Synthetikfasern, insbesondere als Unterwäsche?
- [ ] Ernähren Sie sich ungünstig: häufiger Verzehr von Fast Food, Weißmehl, Süßigkeiten; hoher Alkohol- und Koffeinkonsum?
- [ ] Leiden Sie unter einer schweren Grunderkrankung wie Krebs, Aids, Diabetes, multiple Sklerose, Rheuma oder anderen Autoimmunerkrankungen? Oder ist bei Ihnen eine Organtransplantation vorgenommen worden?
- [ ] Kommen Sie beruflich häufig mit Schimmelpilzen, Hefepilzen oder Zucker in Kontakt?

Typische Symptome im Magen-Darm-Trakt

Leiden Sie häufig unter:
- [ ] Afterjucken?
- [ ] Aphthen im Mund?
- [ ] Blähungen und übelriechenden »Winden«?
- [ ] Darmgeräuschen (Rumoren im Darm)?
- [ ] Druckempfindlichkeit im Bauchbereich?
- [ ] Sodbrennen?
- [ ] Soor im Mund?
- [ ] Durchfall, Verstopfung oder beidem im Wechsel?
- [ ] Übelkeit bis hin zu Koliken?
- [ ] Windeldermatitis beziehungsweise Windelpilz (gilt für Babys)?
- [ ] Zahnfleischentzündung?
- [ ] Zahnprothesendruckstellen?
- [ ] Zungenbelag?

Typische Symptome an Harnwegen und Geschlechtsorganen

Leiden Sie häufig unter:
- [ ] Ausfluß?
- [ ] Blasenentzündung?
- [ ] Brennen und Juckreiz an den Genitalien?
- [ ] Brennen in der Harnröhre?
- [ ] Eichelentzündung?
- [ ] Eileiter- und Eierstockentzündung?
- [ ] Harndrang?
- [ ] Menstruationsbeschwerden?
- [ ] Prostataentzündung?
- [ ] Schamhaarausfall?
- [ ] Schmerzen beim Geschlechtsverkehr?

Typische psychische Symptome

Leiden Sie häufig unter:
- [ ] Aggressivität?
- [ ] Depressivität?
- [ ] Gereiztheit?
- [ ] Lustlosigkeit?
- [ ] suchtartigem Heißhunger auf Süßigkeiten?

Typische allgemeine Beschwerden

Leiden Sie unter:
- [ ] Alkoholunverträglichkeit?
- [ ] Erschöpfungssymptomen?
- [ ] Haarausfall?
- [ ] Hormonstörungen?
- [ ] Kopfschmerzen/Migräne?
- [ ] Muskel- und Gelenkschmerzen?

Allergische Symptome

Leiden Sie unter:
☐ allergischen Hauterkrankungen?
☐ Asthma?
☐ Chemikalienüberempfindlichkeit?
☐ Heuschnupfen?
☐ Hyperaktivität?
☐ Nahrungsmittelunverträglichkeiten?
☐ zunehmender Allergiebereitschaft?

Neurologische Störungen

Leiden Sie gelegentlich unter
☐ Gedächtnisstörungen?
☐ Gehstörungen?
☐ Konzentrationsschwierigkeiten?
☐ Lern- und Denkstörungen?
☐ Muskelzittern?
☐ Ohrensausen?
☐ Orientierungsstörungen?
☐ Schwindel?
☐ Sehstörungen (Verschwommensehen oder Doppelbilder)?

Immunstörungen

Leiden Sie unter:
☐ häufigem leichtem Fieber?
☐ Infektanfälligkeit?
☐ häufigen Herpesattacken?
☐ Lymphknotenschwellungen?

6. Durch diese Mechanismen werden Candida-Pilze dem Menschen gefährlich

Um die vielfältige Symptomatik und das hartnäckige Verhalten dieser Erkrankung besser zu verstehen, sollte man die wesentlichen Mechanismen kennen, mit denen Candida sich im menschlichen Organismus festsetzt und ihn krank macht.

So haften die Pilze an der Darmschleimhaut: Eine entscheidende Voraussetzung dafür, daß Hefen dem Menschen gefährlich werden können, ist das Vorhandensein sogenannter Adhärenzfaktoren, die die Pilze dazu befähigen, an verschiedenen Oberflächen anzuhaften, so daß sie nicht ohne weiteres weggespült oder weggewischt werden können. An der menschlichen Schleimhaut verschaffen sie sich Halt, indem sie eigene Proteine mit Zucker auf den Schleimhautzellen zu einer festen Koppelung verbinden. Außerdem bilden manche Candida-Arten eine spezielle (fibrilläre) Oberflächenschicht, die die Haftung fördert. Durch die normale Bewegung des Kots (oder des Urins) sind solche Zellen bei einer Infektion dann nicht mehr von der Schleimhaut zu lösen.

Pilze haften an anderen Pilzen: Manche Hefezellen sind in der Lage, sich an anderen Hefezellen festzuheften, die bereits an der Darmschleimhaut haften.

Enzyme greifen die Schleimhautoberfläche an: Candida-Pilze scheiden im Kontakt mit der menschlichen Schleimhaut Enzyme (Carboxilproteinase, saure Phosphatase, Peptidasen, Beta-Glukosidase) aus, die in der Lage sind, die Eiweiß- und Fettbestandteile der Schleimhautzellen aufzulösen. Dies erkannten Wissenschaftler daran, daß sich in mit Candida infiziertem Gewebe vermehrt die besagten Enzyme finden und daß an Candida erkrankte Menschen Antikörper gegen derartige Enzyme bilden (das heißt, das Immunsystem schätzt sie als gefährlich ein). Mit den Enzymen schädigen oder öffnen die Pilze die Zellwände, so daß sie leichter in die Schleimhaut eindringen können. Ohne diese Enzyme würden die Hefen dem Menschen wohl nur wenig gefährlich.

Durch Persorption direkt vom Darm in die Blutbahn: Sind sehr viele Candida-Keime im Darm vorhanden, so kann ein Teil davon durch den Vorgang der Persorption zwischen den Schleimhautzellen hindurch direkt in die Blutbahn oder in die Lymphbahnen gelangen. Wenn das Immunsystem gut funktioniert, werden sie dort vermutlich rasch beseitigt, bei immunschwachen Menschen aber können sie auf diese Weise zu inneren Organen vordringen und dort lebensbedrohende Entzündungen auslösen.

Daß die Persorption tatsächlich stattfindet, hat schon 1843 der Göttinger Professor Gustav Herbst nachgewiesen. Erst kürzlich gelang einer Gruppe von Wissenschaftlern unter Leitung von W. Böckeler der Nachweis, daß lebende Hefezellen schon 50 Minuten nach dem »Einbringen« in den Darm in den Gefäßen der feinen Darmzotten landen können.

Die Darmzotten sind 0,5 bis 1,5 mm lange fingerähnliche Gebilde, die der Nahrungsaufnahme dienen. Es gibt ca. 4 Millionen davon im Darm, vor allem im Dünndarm. In der Mitte haben sie einen Hohlraum, der mit dem Lymphsystem verbunden ist. In diesen Hohlraum können die Pilze durch winzige Spalten zwischen den Zellen relativ leicht geraten und von dort ins Lymphsystem und schließlich in die Blutbahn. Je mehr Hefepilze in den Zwischenräumen zwischen den Zotten sitzen, desto größer wird die Gefahr einer derartigen Persorption.

Hyphen – der Pilz streckt seine Fühler nach Nahrung aus: Wenn die Nahrung für den Candida-Pilz knapp wird, bildet er verstärkt sogenannte Hyphen, Verästelungen, die tief ins Gewebe vordringen können (an ihrer Spitze sitzen die bereits erwähnten zellwandzerstörenden Enzyme). Da dies bekannt ist, sollte man sich hüten, eine Pilzinfektion ohne begleitende Therapie mit Antipilzmitteln einfach »aushungern« zu wollen (etwa durch Fasten oder durch völlig kohlenhydratfreie Diät). Denn möglicherweise treibt man den Pilz dadurch erst dazu, auf der Suche nach neuen Zuckerquellen in tiefere Gewebeschichten und in die Blutbahn (wo der Blutzucker zur Energieversorgung des menschlichen Körpers transportiert wird) vorzudringen.

Pilzgifte richten Schaden im ganzen Körper an: Candida-Pilze bilden Giftstoffe (Toxine), die (laut Tierversuchen) das Immunsystem hemmen, die Gliazellen (das Stützgewebe des Gehirns) schädigen, Ödeme an der Darmschleimhaut verursachen und die Herzmuskelfasern ähnlich wie Adrenalin anregen, so daß es zu erhöhter Pulsfrequenz kommt. Nach Ansicht von Dr. Kurt Müller aus Isny lösen Pilztoxine oft auch allergieähnliche Symptome aus, die aber eigentlich auf die Giftwirkung der Toxine und nicht auf eine allergische Reaktion des Körpers zurückzuführen sind.

Candida dringt in Schleimhautzellen ein: Laut Untersuchungen des argentinischen Forschers Leopoldo Montes dringen Candida-albicans-

Zellen oft in menschliche Schleimhautzellen ein (zum Beispiel im Mund, in der Vagina oder im Darm). Montes fand bis zu sechs Candida-Zellen in einer einzigen Schleimhautzelle. Im Gegensatz zu Candida wandern Bakterien normalerweise nicht in menschliche Zellen ein.

Candida als Eisenräuber: Hefen brauchen Eisen für ihre Existenz. Dieser Stoff steht aber nur in geringen Mengen im menschlichen Gewebe zur Verfügung. Candida albicans und andere Hefen bedienen sich eines »enzymatischen Fangsystems«, um sich möglichst viel von den vorhandenen Eisenspuren zuzuführen. Möglicherweise tragen Candida-Erkrankungen auf diese Weise zu einem Eisenmangel beim Menschen bei oder verstärken den bei Frauen aufgrund der Monatsblutung ohnehin verbreiteten Eisenmangel.

So narrt Candida das Immunsystem: Um sich gegen die menschliche Immunabwehr zu behaupten, haben Candida-Pilze – wie neuere Untersuchungen zeigen – eine Reihe raffinierter Gegenmaßnahmen entwickelt: Sie bilden Giftstoffe (Canditoxin), die die Vermehrung und Bildung von Immunzellen und Antikörpern hemmen. Sie produzieren laut Untersuchungen des Eckernförder Labormediziners Dr. Reinhard Hauss Enzyme, die gegen Candida gerichtete Antikörper auflösen, bevor diese sich an Candida heften können. Sie sind in der Lage, ihre äußere Erscheinungsform relativ leicht zu ändern, bilden zum Beispiel Strukturen auf ihrer Zelloberfläche, die der Oberfläche menschlicher Gewebezellen sehr ähnlich sind, damit das Immunsystem sie nicht mehr als Fremdkörper erkennt.

Außerdem befinden sich auf der Oberfläche der Candida-Zellen Strukturen, die der Körper als Antigene (also als vom Immunsystem bekämpfenswert) registriert. Die vom Immunsystem ausgesandten Antikörper verhaken sich mit diesen Antigenen, ohne jedoch dem Inneren der Pilzzellen gefährlich zu werden. Im Gegenteil, die Antigen-Antikörper-Komplexe scheinen den Pilz noch zu schützen (das vermutet zumindest der argentinische Forscher Leopoldo Montes). Der Wissenschaftler Johannes Müller fand an der Oberfläche intakter Candida-Zellen in der Vagina IgA-Antikörper.

Außerdem scheinen manche Candida-Pilze sogar den Vorgang des Aufgefressenwerdens seitens der menschlichen Freßzellen zu überleben – möglicherweise weil sie durch ihre widerstandsfähige fibrilläre Oberflächenschicht dagegen geschützt sind.

Bei hohen Zahlen von lebenden Candida-Keimen wird das Immunsystem –

wie aus Tierversuchen des Argentiniers J.C. Valdez zu schließen ist – ganz oder zum Teil ausgeschaltet. Führte er seinen Versuchsmäusen 10 Millionen lebende Candida-Keime zu, wurde sowohl die Immunabwehr im Blut als auch die in den Gewebezellen lahmgelegt. Führte er ihnen nur 100.000 lebende Candida-Keime zu, wurde nur die Immunantwort im Blut gehemmt.

Sogar die massenhafte Zufuhr toter Candida-Zellen brachte die zelluläre Immunantwort zum Erliegen. Dies läßt die gängige Praxis der Allergologen fragwürdig erscheinen, das Immunsystem bei Allergien auf Candida durch steigende Dosen abgetöteter Candida-Zellen anzuregen; denn möglicherweise regt man damit nur die Immunantwort im Blut an, hemmt aber gleichzeitig die Immunantwort in den Zellen (wie die amerikanische Wissenschaftlerin Elizabeth Haugle vermutet).

Candida behindert die Resorptionsfähigkeit der Darmschleimhaut: Wenn der Darm in größeren Bereichen von Hefepilzen überwuchert ist, kann er nicht in ausreichendem Maß Nährstoffe aus der Nahrung gewinnen. Das führt einerseits zu Vitamin- und Mineralstoffmangel, zum anderen gelangen vermehrt nicht vollständig abgebaute Nahrungsbestandteile ins Blut und können dort allergische Reaktionen auslösen.

Candida konkurriert im Dünndarm um die Nahrung des Menschen: Wenn der Dünndarm mit Candida befallen ist, heißt das, daß die Pilze dem Menschen die Nährstoffe schon dann streitig machen, wenn sie gerade erst im Körper ankommen, also noch nicht von ihm verarbeitet sind. Sitzt der Pilz hingegen im Dickdarm, so stehen ihm eher die Abfälle des Menschen zur Verfügung, die vom menschlichen Organismus bereits auf besonders wertvolle Stoffe abgegrast sind. Also ist leicht vorstellbar, daß eine Dünndarminfektion durch Candida schwerwiegende Folgen für die Nährstoffversorgung des Menschen haben kann, besonders wenn man bedenkt, daß die Dünndarmschleimhaut durch die Pilze häufig überwuchert und geschädigt wird, also schlechter zur Aufnahme von Nährstoffen in der Lage ist.

Candida führt zur Produktion von Tumornekrosefaktor: Candida regt bestimmte Immunzellen (natürliche Killerzellen und Monozyten) dazu an, den Tumornekrosefaktor (TNF) zu produzieren. Diese gegen Krebszellen gerichtete Substanz wird vom Körper normalerweise nur hergestellt, wenn Tumoren vorhanden sind. Mit anderen Worten: Der Körper nimmt die Infektion durch Candida-Pilze sehr ernst.

7. So kämpft unsere Immunabwehr gegen Hefepilze

Natürlich ist unser Immunsystem den Pilzen keinesfalls wehrlos ausgeliefert. Im Normalfall verfügt es über viele erfolgversprechende Maßnahmen, um den Angriff der Pilze abzuwehren:

Ausscheidung von pilzhemmenden Fettsäuren: Aus der Darmschleimhaut gelangen Fettsäuren in den Darm, die die Ausbreitung von Pilzen hemmen können.

Ausscheidung von pilzhemmenden Enzymen: Ebenfalls aus der Darmschleimhaut werden Enzyme abgesondert, die Hefepilze angreifen und dadurch ihre Vermehrung und Ansiedlung behindern können.

Bildung von speziellen Antikörpern: Wenn eine echte Gefährdung durch die Pilze vorliegt, die von den Freßzellen (siehe unten) allein nicht bewältigt werden kann, bildet der Organismus Antikörper gegen Candida, die sich an die Candida-Zellen heften und sie so für andere Abwehrzellen markieren und leichter auffindbar machen. Schon Neugeborene haben in der Regel diesen durch Antikörper (IgA) vermittelten Schutz gegen Hefepilze; sie übernehmen ihn passiv von der Mutter. Später bildet das Immunsystem des Babys bei Bedarf (etwa im Fall von Windelpilz) zusätzlich eigene Antikörper (IgA, IgM, IgG) gegen die Pilze.

Darmbakterien hemmen Hefe: Im gesunden Darm wohnen zahlreiche Bakterienarten (vor allem aus den Gruppen der Laktobazillen und Bifidobakterien), die die Ansiedlung und Verbreitung der Pilze hemmen. Sie tun dies erstens, indem sie die Plätze an der Darmschleimhaut besetzen, so daß die Hefen dort nicht haften können; zweitens durch Produktion von Milchsäure (im sauren Milieu gedeihen viele Hefen schlechter); drittens durch Bereitstellung bestimmter Abwehrstoffe, die das Wachstum von Hefepilzen und schädlichen Bakterien hemmen. Manche Wissenschaftler betrachten die freundlichen Darmbewohner als Teil oder »verlängerten Arm« unseres Immunsystems.

Freßzellen (vor allem Gewebsmakrophagen, neutrophile Leukozyten und Monozyten)**:** Sie können Hefezellen in sich aufnehmen (»fressen«) und dann auflösen. Wenn der betroffene Mensch bereits eine Candida-Infektion hatte, werden die Hefezellen von den Freßzellen automatisch als Feind erkannt, und die Chancen stehen gut, daß sie abgetötet werden. Kommt der Organismus zum ersten Mal in Kontakt mit aggressiven

Hefepilzen einer bestimmten Art, kann es passieren, daß die Freßzellen die Pilze unterschätzen und durch das Wachstum von Pilzhyphen selbst zerstört werden. Bei geringen Pilzbelastungen werden die Makrophagen wohl ohne weiteres mit den Pilzen fertig. Spätestens einige Stunden nach Eintreffen der Pilze sind sie da und nehmen den Kampf auf. Da die Pilze zur Erzeugung der nächsten Generation etwa vier Stunden brauchen, genügt diese Reaktionszeit meist, um sie unschädlich zu machen.

Gedächtniszellen »merken sich« Candida: Bestimmte weiße Blutkörperchen, die sogenannten Memory-T-Zellen, bleiben das ganze Leben lang im menschlichen Körper und sorgen dafür, daß immer eine Reihe auf die Bekämpfung von Candida-Infektionen spezialisierte Blutzellen vorhanden sind. Diese greifen bei Bedarf ein und können massenhaft Antikörper gegen Candida produzieren.

Leber und Milz filtern Pilzbestandteile aus: Wenn Pilze oder Pilzbestandteile ins Blut und in die Lymphbahnen gelangen, werden sie in der Regel automatisch mittels Blutreinigungsmechanismen, nämlich durch die Filtervorgänge von Leber und Milz, ausgefiltert und der Ausscheidung durch Stuhl und Urin zugeführt.

Der Säureschutzmantel der Haut: Durch unsere Schweiß- und Talgdrüsen wird ein leicht saures Milieu auf der Haut erzeugt, das Hefepilze relativ schlecht gedeihen läßt.

Vaginalbakterien hemmen Hefen: Auch in der Scheide gibt es bei gesunden Frauen eine »freundliche« Bakterienflora, die der Ansiedlung von Pilzen entgegenwirkt. Sie besteht vor allem aus Bakterien der Art *Lactobacillus acidophilus* (auch Döderlein-Bazillen genannt).

8. Bei diesen Krankheiten können Candida oder andere Pilze mit im Spiel sein

Eine Reihe von Wissenschaftlern, allen voran Prof. Antonio Costatini, der Leiter der WHO-Arbeitsgruppe »Mykotoxine in Nahrungsmitteln«, ist überzeugt, daß Pilzgifte (Toxine), die vor allem aus der Nahrung kommen, an der Entstehung vieler Krankheiten beteiligt sind, die man bisher auf andere Ursachen zurückgeführt hat, etwa an Arteriosklerose, Diabetes und Gicht. Costatini meint zum Beispiel, daß für den Rückgang an Herzanfällen und Magenkrebs in den letzten Jahrzehnten vor allem die gründlichere Pilzbekämpfung in den Getreidevorräten der Menschen verantwortlich ist.

Wir stellen Ihnen Costatinis Ergebnisse und andere interessante Informationen zu den Zusammenhängen zwischen Pilzen und diversen Krankheiten auf den folgenden Seiten vor. Wenn Sie nicht unter den dort erwähnten Beschwerden leiden, brauchen Sie dieses Kapitel nicht näher zu studieren. Sollte allerdings eine Erkrankung dabeisein, die auch Ihnen zu schaffen macht, so könnten die Ausführungen wichtig für die weitere Diagnostik und Therapie Ihrer Krankheit sein.

Bitte beachten Sie: Nicht bei allen, aber bei vielen der im folgenden genannten Erkrankungen ist eine Beteiligung von Candida-Pilzen nachgewiesen worden. Wir halten diese Zusammenhänge aber für äußerst wichtig – auch wenn andere Pilze oder Gifte im Spiel sind.

Candida, Allergie und Immunstörungen – ein typischer Fall

Eine 30jährige Frau kommt in die Praxis und berichtet, daß sie seit dem vierzehnten Lebensjahr unter Pilzinfektionen mit ständigem Jucken an After und Genitalien leidet. Von Anfang an wurden die Pilze durch Symbioselenkung (mit Bakterienpräparaten, es ist mir aber nicht bekannt, mit welchen) behandelt. Im Alter von 22 Jahren stellte sich ein Heuschnupfen ein. Dann kam die erste Schwangerschaft und gleichzeitig eine Verschlimmerung der Genitalbeschwerden. Zwei Jahre später zeigte sich an verschiedenen Körperregionen die Weißfleckenkrankheit (Vitiligo), eine Pigmentstörung der Haut. Allergien häuften sich, auch die Heuschnupfenbeschwerden wurden immer schlimmer. Die Patientin fühlte sich extrem müde und schlapp. Mit homöopathischer Behandlung ging es ihr etwas besser. Inzwischen machte ihr eine neu hinzugekommene Katzenallergie zu schaffen. Ständig hatte sie ein Fremdkörpergefühl im Hals. Sie litt unter Dauerhusten, Muskelschmerzen und Schlafstörungen. Als ihre Kinder Windpocken bekamen, stellte sie plötzlich einen Ausschlag mit blauroten Verfärbungen an Händen und Füßen fest. Jetzt kamen auch noch Nervenschmerzen und Taubheitsgefühle hinzu. Sie mußte stationär behandelt werden. Im Stuhl fand man Blastocystis hominis, einen Pilz, gegen den systemische Antimykotika gegeben wurden. Gewebeproben aus dem Muskelgewebe und aus der Haut zeigten eine Entzündung (Vaskulitis) der kleinen Gefäße, eine Autoimmunerkrankung, bei der sich das Immunsystem gegen den eigenen Körper richtet. Daraufhin wurde sie mit Kortison intravenös behandelt. Mittlerweile ist es uns gelungen, durch gleichzeitige Gabe von örtlich wirksamen Antimykotika für den Darm und von systemischen Antimykotika die Pilzinfektionen deutlich zu reduzieren. Die Kortisonmenge konnte auf 5 mg täglich herabgesetzt werden. Die Blutwerte verbesserten sich. Für die Zukunft ist eine langfristige Immuntherapie geplant.

Candida und Allergie – die medizinischen Fakten

Der finnische Forscher Johannes Savolainen hat festgestellt, daß Menschen mit atopischen Hauterkrankungen (atopisch bedeutet, daß Mechanismen vorliegen, die eine Hautkrankheit nicht auf einen Ort begrenzen – wie etwa bei einem Furunkel –, sondern daß die Krankheit theoretisch an vielen Körperstellen aufflammen kann, wie es ja für Allergien typisch ist) sehr oft erhöhte Antikörper (IgA, IgE und IgG) gegen Candida albicans aufweisen. Andererseits fand er bei Hauttests, daß gerade bei diesen Personen die Haut eher gering oder verspätet auf eine Reizung durch Candida-Extrakt reagiert. Wir erklären uns die Ergebnisse damit, daß bei diesen Patient(inn)en die normalen Reaktionen gegen Candida an der Haut gestört sind, so daß die im Blut zirkulierenden Antikörper die ganze Arbeit übernehmen müssen. Die tschechische Forscherin Alena Tomsikova und die deutschen Wissenschaftler W. Mendling und Ursula Koldovsky vermuten, daß die verspäteten oder ausbleibenden Hautreaktionen auf einen durch Candida verursachten T-Zellen-Mangel zurückzuführen sind. Wenn das stimmt, weist es auf eine gravierende Schwächung des Immunsystems durch Candida albicans hin.

Allergien müssen sich nicht unbedingt durch Hautsymptome äußern. Nach Aussagen der amerikanischen Autoren Bolivar und Bodey kann auch Durchfall ein Hinweis auf eine durch Candida ausgelöste allergische Reaktion im Darm sein.

Die Allergien werden in der Regel nicht durch die lebenden Hefepilze selbst, sondern durch Bestandteile von ihnen ausgelöst, die beim Absterben der Pilze oder bei der Bekämpfung durch das Immunsystem davon übrigbleiben können (etwa Proteine, Glykoproteine oder Polysaccharide aus der Pilzzellwand).

Arteriosklerose durch Pilzgifte

Der amerikanische Forscher und Leiter der WHO-Arbeitsgruppe »Mykotoxine in Nahrungsmitteln«, Antonio Costatini, hat in den letzten Jahren überzeugende Beweise dafür vorgelegt, daß Pilzgifte der wahrscheinlichste Verursacher von Arteriosklerose sind. Seine Argumente:

• Arteriosklerose kommt vor allem im Westen vor, wo die Menschen häufig Lebensmittel zu sich nehmen, die durch Fermentierung von Pilzen zubereitet oder haltbar gemacht sind: Hefegebäck, Käse, Bier, Wein etc. Außerdem konsumieren sie sehr viel Zucker, was das Wachstum von Pilzen begünstigt.

• Pilzgifte führen zu erhöhtem Cholesterinspiegel, dem Hauptrisikofaktor für Arteriosklerose (siehe auch in diesem Kapitel unter dem Stichwort »Hohe Cholesterinwerte«).

• Alle Diäten, die der Arteriosklerose vorbeugen, haben eines gemeinsam: Man nimmt dabei relativ wenig Pilze und Pilzgifte zu sich (Beispiele: Fisch, grüne Gemüse, Knoblauch, Hülsenfrüchte, Gewürze, Kräuter).

• Alle Arteriosklerose-Medikamente wirken interessanterweise auch gegen Pilze beziehungsweise haben pilzhemmende Eigenschaften. Andererseits senken Antimykotika wie Griseofulvin, Nystatin oder Ketoconazol den Blutfettspiegel.

• Es gibt viele Arteriosklerotiker, bei denen keine der bisher angenommenen Risikofaktoren vorhanden sind (Bluthochdruck, Diabetes, Rauchen, Übergewicht, hohe Blutfettwerte, hohe Harnstoffwerte im Blut).

• Nichts deutet darauf hin, daß hohe Cholesterinwerte allein (ohne andere Risikofaktoren) Arteriosklerose auslösen können.

- Die für die Arteriosklerose typischen Verhärtungen der Gefäßwände entstehen zunächst nicht durch Ablagerungen von Schlacken (»Verkalkung«), sondern sind vernarbte Entzündungen (Granulome), die durch die Reaktion des Immunsystems auf tote oder lebendige Pilze und Pilzgifte entstanden. Erst später lagern sich dort Cholesterin und Calcium ab.
- Man hat bei Tieren Arteriosklerose hervorgerufen, indem man ihrer Nahrung Pilzgifte zufügte. Ansonsten war die Nahrung der Tiere fett- und cholesterinfrei.
- Es gibt einen afrikanischen Stamm, bei dessen Mitgliedern die Cholesterinwerte sehr niedrig liegen, obwohl sie täglich bis zu acht Liter fetthaltige Kuhmilch direkt vom Euter trinken.

All diese Daten stellen wir so ausführlich dar, weil sie der landläufigen Meinung über Arteriosklerose völlig zuwiderlaufen und weil sie eine neue, sehr erfolgversprechende Vorbeugung und Therapie für Arteriosklerose-Patient(inn)en eröffnen. Fazit: Möglicherweise kommt es nicht auf die rechtzeitige Diagnose der Cholesterinwerte an, sondern auf die rechtzeitige Diagnose der Pilze!

Arthritis (Gelenkentzündung, Rheuma u.ä.)

Nach Angaben von Professor Costatini gibt es zahlreiche chinesische, japanische und russische Studien, die Arthritis-Erkrankungen in Zusammenhang mit Pilzgiften bringen. Schweine, denen man mit Pilzen verseuchtes Fischmehl oder Trockenfisch zu fressen gab, bekamen Arthritis. Ein weiterer Hinweis auf den Zusammenhang zwischen Arthritis und Pilzbelastungen ist die Tatsache, daß bei Patienten mit Autoimmunerkrankungen wie rheumatoider Arthritis, Sjögren-Syndrom, Spondylitis ankylosans und Reiter-Syndrom sehr oft die IgA-Antikörper erhöht sind. Ein plausibler Grund dafür wären chronische Belastungen durch Pilze und Pilzgifte. Auch Infektionen durch Chlamydien und Borrelien können bei Arthritis beteiligt sein.

Autoimmunerkrankungen

Diese Erkrankungen, bei denen das Immunsystem das eigene Gewebe angreift (es werden sogenannte Autoantikörper gefunden), hat man bisher auf Fehlsteuerungen des Immunsystems zurückgeführt. Nach Ansicht von Antonio Costatini könnten auch Pilze und Pilztoxine beteiligt sein, und zwar bei folgenden Autoimmunerkrankungen: Sklerodermie, Diabetes mellitus, HLA-related Disease, rheumatoide Arthritis, Sjögren-Syndrom, Psoriasis und Lupus erythematodes. Interessanterweise haben alle Mittel, die diese Krankheiten lindern, auch antimykotische Eigenschaften.

Hohe Cholesterinwerte

Hohe Cholesterinwerte wurden bisher meist auf falsche Ernährung (zuviel Fett, zuviel Kohlenhydrate) zurückgeführt. Mittlerweile mehren sich die Daten, daß Pilztoxine den Körper provozieren können, verstärkt Cholesterin zu produzieren.
Antonio Costatini führt folgende Argumente auf, die für eine Beteiligung von Pilzen bei hohen Cholesterinwerten sprechen:

• Mehrere Mykotoxine tragen nachweislich zu einer Erhöhung der Blutfettwerte bei.
• Bei vielen Menschen findet man jahreszeitliche Schwankungen der Cholesterinwerte. Diese entsprechen den Zeiten, in denen Pilze ihre starken beziehungsweise schwachen Wachstumsphasen haben.
• Wirkstoffe, die den Cholesterinspiegel senken, haben in der Regel auch antimykotische Eigenschaften (der bekannteste dieser Wirkstoffe ist Knoblauch).

Antonio Costatini betrachtet einen hohen Cholesterinspiegel als deutliches Warnsignal, das uns sagt: Dieser Organismus ist stark mit Pilzen und Pilzgiften belastet. Nach diesen sollte man suchen, die Ursachen der Belastung finden und entsprechende Behandlungsmaßnahmen einleiten.

Chronische Müdigkeit

Dieser Zustand ist erst seit wenigen Jahren überhaupt als Krankheit anerkannt. In den USA hat er mittlerweile einen eindeutigen Namen: Chronic Fatigue Syndrome (CFS). In Deutschland ist man sich noch nicht einig: Manche sprechen von Chronischer Müdigkeit, andere vom Chronischen Erschöpfungssyndrom, wieder andere benutzen die englische Bezeichnung. Die Krankheit geht mit einer so starken permanenten Erschöpfung einher, daß man kaum noch zu den alltäglichen Verrichtungen imstande ist. Manche Patient(inn)en sagen: »Es ist, als ob man ständig Grippe hätte.« Die fachliche Definition des amerikanischen Center for Disease Control lautet: Minderung der normalen Leistungsfähigkeit um die Hälfte über einen Zeitraum von mindestens sechs Monaten. Mit anderen Worten: Wer darunter leidet, kann einen normalen Alltag mit Haushalt, Familie, Beruf etc. nicht mehr bewältigen. In Anlehnung an die amerikanische Definition der Krankheit hat kürzlich eine Arbeitsgruppe des Bundesministeriums für Gesundheit Grundsätze für die Klassifikation und Diagnose der Chronischen Müdigkeit erarbeitet. Danach gelten folgende Symptome als Hinweis darauf:

• Gesteigerte geistige und körperliche Ermüdbarkeit und Erschöpfung, die seit mindestens sechs Monaten ohne erkennbare Besserungstendenz bestehen, mit einer mindestens 50prozentigen Leistungsminderung einhergehen und typischerweise zu einem bestimmten Zeitpunkt begonnen haben (oft fängt alles mit einer grippeähnlichen Infektion an).
• Weitere häufige Symptome: Halsschmerzen, Depression, Konzentrationsstörungen, Lymphknotenschwellungen, leicht abweichende Körpertemperatur, Vergeßlichkeit, Angstzustände, Husten, Kopfschmerz, Skotome (Gesichtsfeldausfälle), Denkschwäche, allgemeine Muskelschwäche, Muskelschmerzen, Schlafstörungen, Empfindungsstörungen (Sensibilitätsstörungen auf der Haut), Morgensteifigkeit, Gelenkschmerzen.
Alle diese Symptome gelten nur dann als Hinweis auf das Chronische Erschöpfungssyndrom, wenn andere denkbare Ursachen dafür, etwa Tumoren, Stoffwechselstörungen, Aids oder auch Vitaminmangel, ausgeschlossen sind.
Als Ursache für die Krankheit machen die meisten Wissenschaftler ein oder mehrere Herpesviren verantwortlich, allen voran das erst kürzlich

entdeckte Herpes-Virus 6, mit dem sich fast alle Menschen im Lauf ihres Lebens infizieren. Das Virus verursacht bei der Erstinfektion (welche meist bei Säuglingen und Kleinkindern geschieht) mehrtägiges hohes Fieber und eine Hautrötung, die in der Regel etwa einen Tag lang anhält. Während der akuten Phase nistet sich das Virus in den weißen Blutkörperchen ein und bleibt dort wahrscheinlich ein Leben lang.

Neben Virusinfekten spielt sehr oft auch Candida albicans eine Rolle. Die Gesamtbelastung durch Umweltgifte in der heutigen Zeit ist mit hoher Wahrscheinlichkeit ebenfalls im Spiel (etwa durch Schwermetalle, Pestizide, Amalgam und Holzschutzmittel). Der amerikanische Wissenschaftler Leo Galland machte außerdem des öfteren den Parasiten Giardia lamblia (deutsch: Lamblien) als Mitbeteiligten aus. Wieder einmal ist schwer zu sagen, ob die Henne oder das Ei zuerst da war: Kam es zunächst zu einer Immunschwäche (möglicherweise verursacht durch Umweltgifte und Streß), die die Herpesviren und auch Candida virulent werden ließ? Oder waren erst die immunschwächenden Viren da? Oder fing die ganze Misere – wie so oft – mit Antibiotikabehandlungen und nachfolgender Besiedlung durch Candida an?

Fest steht in jedem Fall, daß Candida bei der Erkrankung sehr häufig einen wesentlichen Part einnimmt. Das belegen meine eigenen Erfahrungen mit der Behandlung von chronisch müden Patient(inn)en: viele von ihnen verspüren nach einer Anti-Candida-Behandlung eine deutliche Besserung der Müdigkeitssymptome. Ähnliches berichtet die Wissenschaftlerin Carol Jessop von der University of California in San Francisco, die zahlreiche CFS-Patient(inn)en erfolgreich mit Antipilzmedikamenten und entsprechender Diät behandelt hat.

Eine andere interessante Theorie zur Entstehung der Krankheit, die unseren bisherigen Ausführungen nicht widerspricht, kommt von L. Dechène vom Fitchburg State College in Massachusetts. Danach sind die CFS-Patient(inn)en sehr häufig Allergiker (was ich bestätigen kann), und die Erschöpfungssymptome sowie die oft damit verbundene Immunschwächung werden durch ständige Ausschüttung von Histamin hervorgerufen (diese Substanz wird vom Körper praktisch immer im Zusammenhang mit allergischen Vorgängen ausgeschüttet). Interessant ist dabei die Tatsache, daß bei Gewebeschäden durch Pilzgifte vermehrt die histaminproduzierenden Mastzellen gefunden wurden.

Ursprüngliche Ursache des CFS ist nach L. Dechène in der Regel eine chronische Infektion mit einem immunschwächenden Erreger, angefangen von Grippeviren über die genannten Herpesviren bis hin zu Candida albicans. Sobald sich solche Erreger einnisten, treten häufig Autoimmunreaktionen auf, bei denen sich das Immunsystem gegen den eigenen Körper wendet. So kommt es zu einer chronischen allergischen Überempfindlichkeit, weil ja die Gewebebestandteile des Körpers ständig vom Immunsystem angegriffen werden.

L. Dechène meint, daß bei Chronischer Müdigkeit oft viele verschiedene Arten von Erschöpfung zusammenkommen:

Allergische Erschöpfung aufgrund von erhöhter Histamin-Ausschüttung: spürbar an Gliederschwere und Ödemen, niedrigem Blutdruck, Langsamkeit der Bewegungen, Muskelschwäche, Hitzegefühlen im Gesicht und am Nacken, geröteten und gereizten Augen, geistiger Trägheit

Fieber-Erschöpfung: extreme Schläfrigkeit, Mangel an geistiger Frische, Muskelschmerzen, Unwohlsein, Kopfschmerzen

Muskel-Erschöpfung: muskelkaterähnliche Symptome nach einfachen alltäglichen Verrichtungen

Stoffwechsel-Erschöpfung: Dabei kommt es zu einem toten oder schweren Gefühl in den betroffenen Gliedern, das abnorm schnell nach dem Beginn von körperlichen Übungen oder wiederholten Bewegungen einsetzt

Elektrolytische Muskel-Erschöpfung: Schwierigkeit, Glieder zu bewegen, besonders bei Kälte; schmerzhafte Mattigkeit der Glieder, die sich schnell entwickelt und bis zu 24 Stunden anhält; Schwachheit, Tetanien (Krämpfe)

Erschöpfung durch Schilddrüsenunterfunktion: allgemeine Mattigkeit, das Gefühl, nie ganz wach zu sein; Steifheit und Schwierigkeiten beim Bewegen von Beinen und Armen

Übersäuerungs-Erschöpfung: Drückt sich in extremer körperlicher Mattigkeit und örtlicher Muskelschwäche aufgrund von Milchsäureüberschuß aus. Dieses Gefühl kann schnell auftreten und verschwindet erst nach Bettruhe von einem oder mehreren Tagen.

Geistige Erschöpfung: Damit ist die Müdigkeit gemeint, die die meisten Menschen normalerweise nach einigen Stunden intensiver Konzentration verspüren.

Hypoglykämische Erschöpfung: Benommenheit, allgemeine Schwäche, leichte Ermüdbarkeit der Muskeln, geistige Umnebelung und Schläfrigkeit durch niedrigen Blutzuckerspiegel

Erschöpfung durch Herzdysfunktion: Die Symptome sind ein allgemeines Gefühl von Schwäche, Energiemangel und rascher Ermüdbarkeit, die durch Herzrhythmusstörungen oder leichte chronische Störungen der Herzleistung verursacht sein können.

Dechène meint, daß bei vielen CFS-Patient(inn)en alle oder die meisten dieser Erschöpfungsformen gleichzeitig auftreten, weil die Faktoren, die die einzelnen Formen begünstigen (Histaminausschüttung, Insulinproduktion, Magnesium-, Calcium- und Phosphorwerte, Milchsäure- und Glykogenwerte u.a.), alle miteinander in Beziehung stehen.

Durchfall durch Candida im Dünndarm

Manch einer hat oft Durchfall, und weder er noch sein Arzt denken an Pilze. Und wenn sie daran denken, fällt die naheliegendste Untersuchungsmethode, die Stuhluntersuchung, meist negativ aus, das heißt, es werden keine Pilze gefunden. Dennoch kann Candida beteiligt sein. Angelika Lorenz vom Zentralinstitut für Ernährung in Potsdam-Rehbrücke und ihre Mitarbeiter(innen) fanden heraus: Durchfall bei Kindern ist häufig auf Dünndarmbefall durch Candida albicans zurückzuführen. Im (aus dem Dickdarm gewonnenen) Stuhl wurden zwar keine Pilze gefunden, die Beschwerden der Kinder gingen jedoch durch eine Antipilzbehandlung deutlich zurück. Die Durchfälle könnte man hier auch als Abwehrreaktion des Körpers gegen Candida werten; italienische Wissenschaftler um Michele Caselli entdeckten nämlich, daß bei vielen Candida-Patient(inn)en die meisten Candida-Zellen in abgestorbenem Zustand im Dickdarm landen – offensichtlich weil sie durch intensive Abwehrreaktionen (die Italiener sprachen sogar von allergischen Mechanismen) im Dünndarm zerstört werden. Hilfreich wirkt hier das Darmsanierungstherapeutikum Paidoflor.

(Chronische) Erkältungskrankheiten

Wer häufig unter Grippe, Nebenhöhleninfekten und Bronchitis leidet, bei dem kann Candida albicans zu den Problemen beitragen – entweder durch eine allgemeine Schwächung des Immunsystems oder auch gelegentlich durch direkten Pilzbefall des Nasen-Rachen-Bereichs und der Nebenhöhlen.

Fußpilz

Ein Befall mit Fußpilz läßt möglicherweise darauf schließen, daß das Immunsystem insgesamt mangelhaft arbeitet. Vielleicht steckt eine Candida-Erkrankung des Darms dahinter. Außerdem können Candida-Hefen direkt an der Fußinfektion beteiligt sein.

Gefäßentzündungen

Antonio Costatini bringt verschiedene seltene Formen der Gefäßentzündung (etwa Erythema nodosum oder Leukozytoklastische Vaskulitis) in Verbindung mit Pilzgiften und Morbus Crohn (siehe auch unter dem Stichwort Morbus Crohn).

Gicht

Vieles weist darauf hin, daß Pilzgifte bei Tieren und Menschen Gicht erzeugen können. Die Krokodile einer Tierfarm in den USA erkrankten an Gichtarthritis (also an einer gichtartigen Gelenkentzündung), nachdem man ihnen Hühner vorgeworfen hatte, die an pilzgifthaltigem Futter verendet waren. Pferde können Gichtarthritis bekommen, wenn sie verfaultes (somit durch Pilze vergiftetes) Stroh fressen. Die folgenden Gründe sprechen nach Antonio Costatini für den Zusammenhang zwischen Gicht und Pilzgiften:

• Der Schimmelpilz Aspergillus ist in der Lage, Oxalsäure und Calciumoxalat (also wesentliche Bestandteile mancher Nierensteine) zu produzieren. Andere Pilze produzieren Harnsäurekristalle, Glutamat, Glykosaminoglykan, Glykoproteine und andere Stoffe, die zur Entstehung von Gicht beitragen könnten.
• Die für Gicht typischen Gewebeschäden können durchaus durch allergische Reaktionen auf Pilzgifte verursacht worden sein.
• Bei Mikroskopuntersuchungen hat man nach Aussagen von Costatini des öfteren Harnsäurekristalle mit Pilzfadengebilden verwechselt.
• Alle traditionell gegen Gicht eingesetzten Therapieverfahren (Medikamente und Diät) wirken auch gegen Pilzerkrankungen.

• Die Begleitsymptome einer Gichtattacke ähneln den Beschwerden bei einer Pilzinfektion (Lymphknotenschwellung, Fieber, Schüttelfrost, Erhöhung der Sedimentierungsrate beim Blutbild).

Auch hier erscheint es dringend angeraten, diese Zusammenhänge weiter zu erforschen und bei der Diagnose und Therapie von Gicht gebührend zu berücksichtigen.

(Nässende) Hautinfektionen

Wer unter Hautentzündungen an wenig belüfteten, feuchten Körperstellen (Achselhöhlen, Falten unter großen hängenden Brüsten, Bauchfalten, Nabel, Gesäßfalten, Gehörgang, Haut zwischen den Zehen) leidet, bei dem sollte auch die Möglichkeit einer Pilzinfektion in Betracht gezogen werden.

Herpes

Wenn es häufig zu Herpesattacken kommt, ist in der Regel das Immunsystem geschwächt, wozu natürlich eine Candida-Erkrankung beitragen kann.

Hyperaktivität

Wenn Kinder sehr zappelig sind und sich schlecht konzentrieren können, kann es an allergischen Reaktionen auf Pilze und Pilztoxine liegen. Das zeigt die Erfahrung in unserer Praxis, wird aber auch belegt durch eine neue Studie aus den USA, bei der hyperaktiven Schulkindern eine Diät empfohlen wurde, die besonders wenig Pilzbestandteile enthielt. Daraufhin gingen bei einem Großteil der Kinder die Symptome deutlich zurück, außerdem sanken die Antikörperwerte gegen bestimmte Pilze: Aspergillus, Candida albicans, Cladosporium, Penicillium. Neben Pilzen spielten hier auch Allergien gegen Milch und Eiweiß eine Rolle. Nach meiner Erfahrung ist es bei Hyperaktivität besonders wichtig, daß die Kinder wenig Zucker und Milchprodukte zu sich nehmen.

Juckreiz

Häufiges Hautjucken kann durch allergische Reaktionen auf Pilze beziehungsweise Pilzbestandteile hervorgerufen werden. Juckreiz am After kann auch auf direkte Pilzbesiedlung im Enddarm zurückzuführen sein.

Krebserkrankungen

Es gibt eine Reihe von Hinweisen darauf, daß Pilzgifte die Entstehung von Tumoren auslösen können. Antonio Costatini nennt die folgenden Krebsarten als Beispiele für Tumoren, für die Mykotoxine verantwortlich sein können: Dickdarmkrebs, Lymphkrebs, Leberzellenkarzinom, Speiseröhrenkrebs, Lungenkrebs, Krebs der Gebärmutterschleimhaut (Endometrium), Leukämie, Astrozytom (ein Hirntumor), Kaposi-Sarkom. Eine neuere japanische Studie hat laut Antonio Costatini gezeigt, daß bei Frauen, die viel Hefebrot essen (das in der traditionellen japanischen Küche unbekannt war), das Brustkrebsrisiko höher liegt. Auch Bier kann nachweislich an der Entstehung von Brustkrebs und Nierenkrebs beteiligt sein.

Außerdem spricht vieles dafür, daß die gravierende Schwächung des Immunsystems durch chronische Pilzerkrankungen langfristig die Entstehung von Krebserkrankungen begünstigt.

Abgesehen davon sollte beachtet werden, daß Krebspatient(inn)en aufgrund der nebenwirkungsreichen Therapien, mit denen sie gewöhnlich behandelt werden, ein hohes Risiko tragen, an Candida zu erkranken. Wenn hier rechtzeitig vorgebeugt wird, erhöht man die Chancen der Patient(inn)en, die Tumorerkrankung zu überstehen.

Lebererkrankungen

Antonio Costatini hat überzeugende Beweise dafür vorgelegt, daß die verschiedensten Leberschäden durch Pilzgifte hervorgerufen werden können, etwa Fettleber, Leberzirrhose, biliäre Zirrhose, Hepatitis, Cholestase, Cholangitis, Pericholangitis, sklerosierende Cholangitis, Cholangiokarzinom. Damit wäre auch eine Erklärung dafür gefunden, daß nach Einnahme von fast allen Antimykotika die Leber stark belastet wird: die absterbenden Pilze sondern besonders viele Gifte ab, die das Ausscheidungsorgan Leber sehr beanspruchen.

Magengeschwüre

Wenn sich keine anderen Ursachen für Magengeschwüre oder Reizungen der Magenschleimhaut finden lassen, können auch Candida-Pilze im Spiel sein. Man weiß heute, daß die meisten Magengeschwüre durch Infektionen mit der Bakterienart *Helicobacter pylori* entstehen, die auch als krebserregend gilt. Andererseits hat man auf Magengeschwüren häufig Candida-Wucherungen gefunden (zum Beispiel die tschechische Wissenschaftlerin A. Tomsikova). Es ist schwer zu sagen, ob die Pilze allein in der Lage wären, ein Magengeschwür zu verursachen (zumal die Lebensbedingungen für sie im Magensaft nicht sonderlich gut sind), in Betracht gezogen werden sollte eine Pilzinfektion aber auf jeden Fall. Die antibakterielle Behandlung gegen *Helicobacter pylori* sollte dann durch eine antimykotische Therapie ergänzt werden.

Morbus Crohn

Der Leiter der WHO-Untersuchungsgruppe »Mykotoxine in Nahrungsmitteln«, Antonio Costatini, hat Daten vorgelegt, die dafür sprechen, daß diese Krankheit meist durch Pilzgifte verursacht wird. Es gibt folgende Argumente für diesen Zusammenhang:

• Es gilt praktisch als sicher, daß Bakterien und Viren keine Rolle bei dieser schweren Darmentzündung spielen.
• Gleichzeitig gilt als gesichert, daß ein Erreger dahintersteckt, da man Tiere mit menschlichem Darminhalt »anstecken« konnte.
• Durch Antibiotika verschlimmert sich die Krankheit in der Regel. Vermutlicher Grund: Antibiotika fördern die Ausbreitung von Pilzen im Darm.
• Die deutschen Wissenschaftler Tschaikowski und Jorde weisen schon seit langem darauf hin, daß Menschen mit Morbus Crohn oft gegen Schimmelpilze allergisch sind (zum Beispiel Aspergillus- und Geotrichum-Arten).

- 1990 fand man bei Morbus-Crohn-Patient(inn)en erstmals Antikörper gegen bestimmte Bier- und Backhefearten.
- Gerade diese Hefearten kommen häufig in der typischen westlichen Nahrung vor, die für Morbus-Crohn-Betroffene als schlecht verträglich gilt.
- Bei Morbus-Crohn-Patient(inn)en ist oft die Fähigkeit des Immunsystems zur Abwehr von Hefezellen geschwächt.
- Bei Patient(inn)en, die regelmäßig Nahrungshefe oder Zucker (der die Hefen wachsen läßt) verzehren, sind die Symptome schlimmer. Auch Betroffene, die viel Getreideprodukte (enthält häufig Reste von Schimmelpilzen) und Milch (enthält ebenfalls oft Reste von Schimmelpilzen, weil die Kühe angeschimmeltes Futter fressen) zu sich nehmen, müssen mit einer Verschlimmerung der Beschwerden rechnen. In China, wo diese Nahrungsmittel eher selten gegessen werden, ist Morbus Crohn praktisch unbekannt.
- Bei Morbus-Crohn-Patient(inn)en wurden Pilzgifte (Aflatoxine) im Urin und im Blut gefunden.
- Die Medikamente, die halbwegs erfolgreich bei Morbus Crohn eingesetzt werden, haben zugleich eine antimykotische Wirkung (zum Beispiel Sulfasalazin, Salicylsäure, Sulfonamide). Die ebenfalls erfolgreich angewendeten Kortisonpräparate mindern die Schädlichkeit von Pilzgiften.
- Das entzündete Darmgewebe sieht bei Morbus Crohn ähnlich aus wie bei Pilzinfektionen. Die Entzündung entsteht wahrscheinlich nicht durch die Pilze selbst, sondern durch Gifte, die bei der Abtötung der Pilze durch das Immunsystem entstehen.
- Bei Morbus Crohn findet man typische Schäden an der Darmmuskulatur, wie sie auch durch Pilzgifte hervorgerufen werden können.
- Für Morbus Crohn typische Nervenschädigungen ähneln Nervenschädigungen, die durch Mykotoxine ausgelöst werden.
- Die für Morbus-Crohn-Patient(inn)en typischen Leberstörungen könnten durchaus auf Pilzgifte zurückzuführen sein.

Nesselsucht

Nesselsucht ist eine allergische Erkrankung, bei der die Patient(inn)en unter Feldern von Quaddeln auf der Haut leiden, als hätten sie sich »in die Nesseln gesetzt«. Verschiedene Wissenschaftler (Male, Menzel,

Schade) haben gezeigt, daß Personen mit Nesselsucht oft gleichzeitig ein Candida-Problem haben: es finden sich häufig Hefepilze im Darm, die Antikörperwerte sind in vielen Fällen erhöht, allergologische Hauttests mit Candida führen bei diesen Patient(inn)en oft zu ausgedehnten Quaddelausbrüchen.

Dahinter steht wahrscheinlich folgender Mechanismus: Nach einer Störung des Dünndarmmilieus (durch welche Faktoren auch immer) siedeln sich dort Pilze an, die das Milieu weiter negativ beeinflussen. Da die Schleimhaut und ihre Resorptionsfähigkeit gestört sind, gelangen vermehrt Substanzen durch die Schleimhaut in die Blutbahn, die das Immunsystem als Angreifer behandelt (Fachausdruck: Antigene), indem es Antikörper dagegen bildet. Wenn das Antigen (in diesem Fall irgendwelche Pilzbestandteile) wiederauftaucht, heften sich nunmehr die Antikörper sofort daran. Dadurch werden verschiedene Substanzen freigesetzt, die zu Quaddeln und Schwellungen führen können (Histamin, Serotonin, Acetylcholin, Heparin und andere). Typisch für Allergiker ist, daß diese Reaktion übertrieben stark stattfindet.

Durch eine Behandlung mit Antipilzmedikamenten und andere Maßnahmen zur Verbesserung des Darmmilieus (Ernährung und Regeneration der Bakterienflora) gehen die Beschwerden durch Nesselsucht oft zurück.

Neurodermitis

Diese Hautkrankheit ist heute sehr verbreitet (insbesondere bei Kindern) und ist vor allem mit Hautrötungen, Hautreizungen und kaum erträglichem Juckreiz verbunden, der dazu führt, daß die Betroffenen sich die Haut aufkratzen, so daß ausgedehnte Entzündungen entstehen. Normalerweise wird in solchen Fällen eine allergologische Behandlung eingeleitet (Desensibilisierung, Verzicht auf identifizierte Allergene). Sind die Beschwerden schlimm, verordnet man extrem nebenwirkungsreiche Kortisonpräparate, um wenigstens den Juckreiz und damit das Aufkratzen zu stoppen.

Nicht immer beachtet wird dabei die Tatsache, daß Candida-Infektionen des Darms verschärfend auf eine Neurodermitis wirken und sehr oft an dieser Hautkrankheit beteiligt sind. Dr. Bernhard Przybilla von der Dermatologischen Klinik im Münchner Klinikum Innenstadt bestätigt, daß

Candida-Infektionen häufig eine Rolle spielen. Dr. Ingrid Menzel von der Universität Frankfurt am Main fand bei einem Großteil ihrer Neurodermitis-Patient(inn)en »reichlich bis massiv« Hefepilze im Darm. Nach ihrer Erfahrung macht eine gründliche Hefepilztherapie oft den Einsatz von Kortison überflüssig. Dieselben Erfahrungen haben auch wir in unserer Praxis gemacht.

Osteoporose

Dr. Costatini hat Daten vorgelegt, die darauf hinweisen, daß Mykotoxine zur Entwicklung von Osteoporose beitragen können.

Parodontitis (Zahnfleischentzündung)

Eine zahnärztliche Behandlung gegen Parodontitis (alter Ausdruck: Parodontose) ist in vielen Fällen erfolgreich, in manchen allerdings nicht. Grund für den Mißerfolg der Behandlung könnte die mangelnde Beachtung möglicher Pilzinfektionen des Mundraums sein. Krankmachende Hefen finden sich bei sehr vielen Menschen im Mund. Der Berliner Arzt Dr. H. Röhling stellte bei etwa 70 Prozent seiner Patient(inn)en mit Zahnfleischentzündungen (Parodontitis und Stomatitis) Pilze im Mund fest, meist Candida albicans. Durch eine Antipilzbehandlung (Medikamente und Diät) gingen die Beschwerden (auch in den Zahnfleischtaschen) oft deutlich zurück. Dies ist ein Hinweis darauf, daß Zahnärzte bei Zahnfleischentzündungen häufiger als bisher einen Abstrich von der Mundschleimhaut machen sollten, um die beteiligten Erreger zu ermitteln – anstatt gleich zur chirurgischen Beseitigung der Zahnfleischtaschen zu schreiten.

Psoriasis (Schuppenflechte)

Auch bei Patient(inn)en mit dieser allergisch bedingten Erkrankung fand die Frankfurter Wissenschaftlerin Dr. Ingrid Menzel in sehr vielen Fällen hohe Candida-Keimzahlen im Stuhl. Nach ihren Aussagen, die sich mit meinen Erfahrungen decken, macht hier eine gründliche Hefepilztherapie oft alle anderen Maßnahmen überflüssig. Ingrid Menzel erinnert daran, daß schon 1924 Zusammenhänge zwischen Schuppenflechte und Hefepilzinfektionen festgestellt wurden. Wie schade, daß diese früheren Erkenntnisse so lange in Vergessenheit gerieten.

Reizdarm

Von Reizdarm oder Colon irritabile spricht man, wenn jemand sehr häufig unter Durchfall und anderen Darmbeschwerden leidet und nur wenige Speisen verträgt, ohne erhebliche Darmbeschwerden zu bekommen. Nach Ansicht der amerikanischen Autoren Bolivar und Bodey können dahinter allergische Reaktionen auf Candida stehen.

Rheuma und andere Autoimmunerkrankungen

Die mit rheumatischen Erkrankungen verbundenen Muskel- und Gelenkschmerzen sowie die typischen Gelenkschwellungen könnten als allergische Reaktion auf Pilztoxine gedeutet werden. Ich habe öfter erlebt, daß rheumatische Beschwerden durch eine Antipilzbehandlung zurückgingen.

Seborrhoisches Ekzematoid

Dieses Leiden äußert sich durch krankhaft gesteigerte Produktion der Talgdrüsen und zeigt sich in öliger bis schuppiger Haut. Dr. Ingrid Menzel aus Frankfurt fand bei sehr vielen Patient(inn)en mit diesem Problem große Candida-Keimzahlen im Stuhl. Nach ihrer Erfahrung (die sich mit der unserer Praxis deckt) ist der Behandlungserfolg hier nur möglich, wenn die Pilze angemessen bekämpft werden.

Spondylitis ankylosans

Bei dieser arthritisähnlichen Erkrankung könnten nach Professor Costatinis Daten ebenfalls Pilzgifte im Spiel sein.

Uveitis

Bei Tierexperimenten an Affen wurde beobachtet, daß Bierhefe ein bestimmtes Protein produziert, das bei Affen Uveitis (eine bei Menschen mit normal funktionierendem Immunsystem sehr seltene Entzündung des Augeninneren) auslösen kann.

Vitiligo (Weißfleckenkrankheit)

Bei den Betroffenen zeigen sich auffällige unpigmentierte weiße Stellen auf der Haut, meist unregelmäßig verteilt an vielen Körperstellen. Die weißen Flächen tendieren dazu, mit der Zeit größer zu werden. Wir erwähnen diese Krankheit hier, weil ich in drei Fällen beobachtet habe, wie sich die Symptome nach einer Anti-Candida-Behandlung besserten.

9. Die Diagnose von Candida-Erkrankungen

Bei der Diagnose von Pilzerkrankungen muß eine Fülle von Aspekten berücksichtigt werden, um das Ausmaß und die Schwere der Erkrankung zu bewerten.

Der erste Schritt: das »klinische Bild«

Bei der Diagnose von Candida-Erkrankungen darf sich der Arzt auf keinen Fall nur auf Laborergebnisse verlassen, sondern muß alle Beschwerden des Patienten und seine Fallgeschichte einbeziehen. Der russische Forscher Kasckin hat schon 1974 wichtige Kriterien für die Diagnose genannt, die wenig mit Laboruntersuchungen zu tun haben:

• die Zunahme bestimmter typischer Beschwerden,
• das Vorhandensein beziehungsweise die Zunahme von allergischen Reaktionen gegen Candida,
• die Besserung durch die versuchsweise Anwendung von Antipilzmedikamenten.

Früherkennung durch Antikörpertests

Da ein halbwegs intaktes Immunsystem bei jedem massiven Candida-Befall mit einer ebenso massiven Abwehrantwort reagiert, sind immunologische Tests, mit denen sich diese Immunantwort messen läßt, zur Früherkennung von Candida und auch zum späteren Nachweis einer Candida-Infektion, die bereits stattgefunden hat, sehr wichtig. Die Antikörperproduktion beginnt automatisch, wenn die Schleimhäute stark befallen sind oder wenn Candida-Pilze (auch in geringer Zahl) ins Blut gelangen. Folgende Tests sind besonders aussagekräftig und sinnvoll:

Bitte beachten Sie: Die Ergebnisse der Tests sind oft nicht miteinander vergleichbar, weil die Tests nicht immer von den gleichen Herstellern stammen und unterschiedlich empfindlich für die einzelnen Antikörperklassen sind. Wenn Sie also bei zwei Ärzten mit verschiedenen Tests untersucht wurden, sind die Ergebnisse nur schwer vergleichbar.

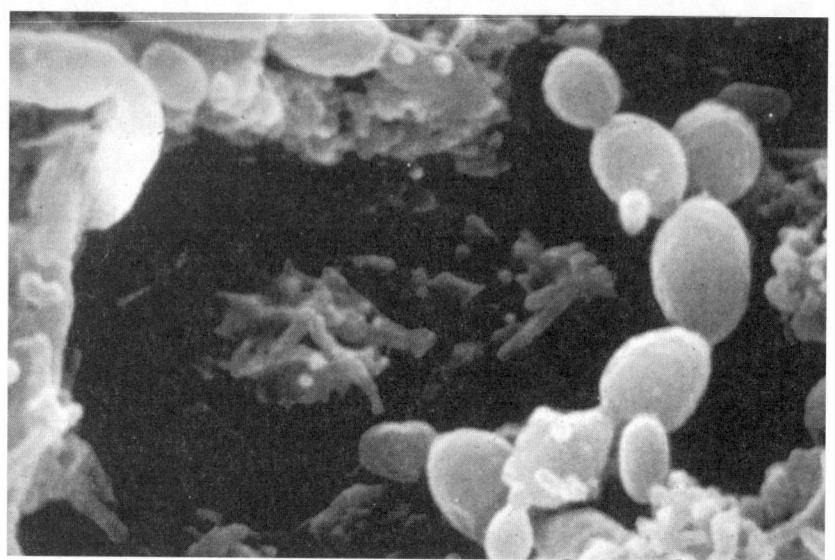

Abb. 1: Candida albicans auf menschlicher Darmschleimhaut (Kugelform)

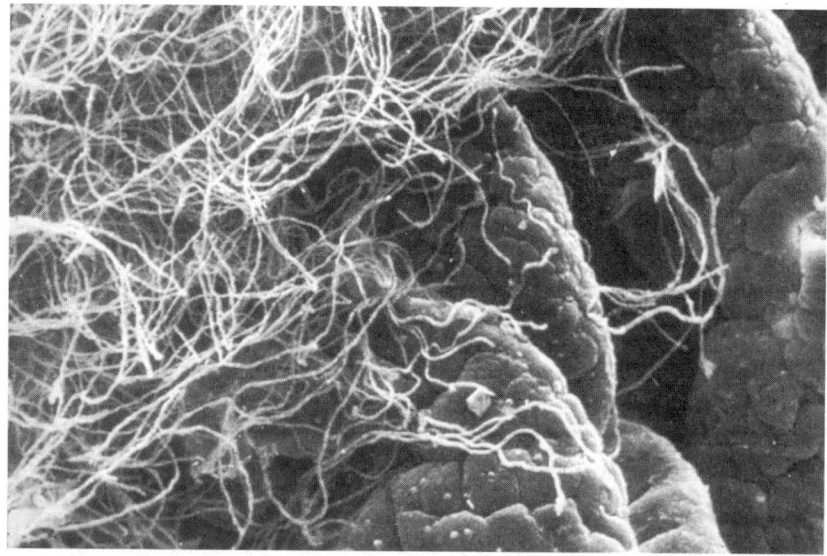

Abb. 2: Candidda albicans auf menschlicher Darmschleimhaut (Ausbildung von Hyphen)

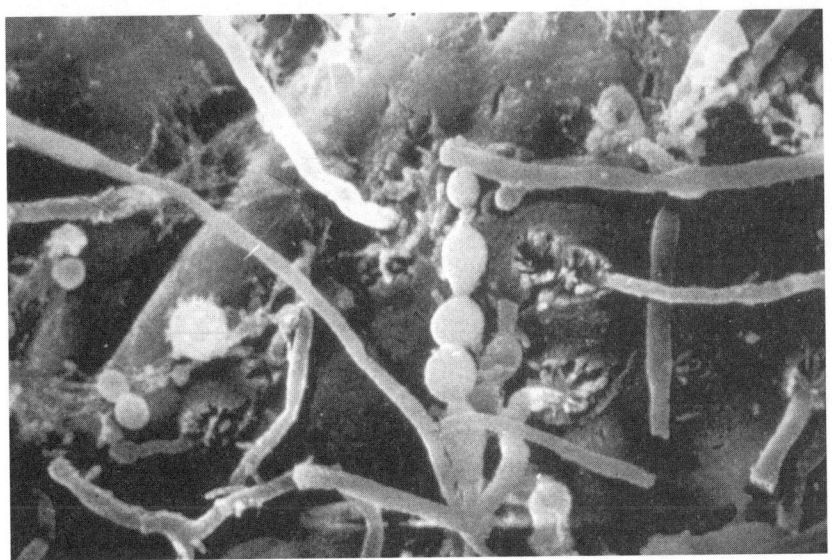

Abb. 3: Candida albicans auf menschlicher Darmschleimhaut (Ausbildung von Hyphen, Vergrößerung)

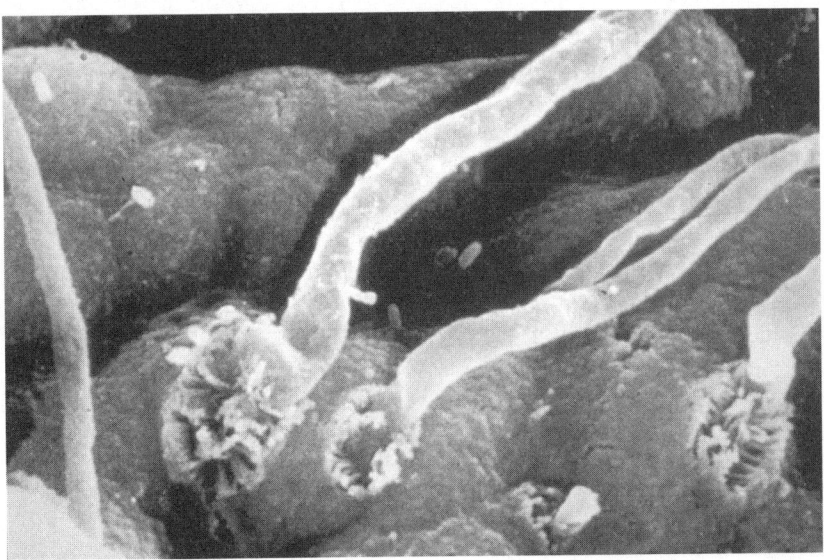

Abb. 4: Candida albicans auf menschlicher Darmschleimhaut (Eindringen der Hyphen in die Epithelzellen)

CHAT (indirekter Candida-Hämagglutinationstest): Dieser Test erfaßt vor allem IgM-Antikörper. Sind die Werte signifikant erhöht, bedeutet das, daß kürzlich oder derzeit akut eine Infektion durchgemacht wurde oder wird; niedrige oder sinkende Werte weisen auf Defekte der Immunabwehr hin. Das heißt: Sind die Antikörperwerte gegen Candida extrem niedrig, muß dies nicht ein gutes Zeichen sein, sondern kann eine permanente Immunschwäche anzeigen.Deshalb sind Antikörpertests gerade bei Patient(inn)en mit schwachem Immunsystem wenig aussagekräftig. Zum Nachweis oder zur Überwachung des Therapieerfolgs bei schweren systemischen Mykosen ist der Test allerdings weniger geeignet, da er nicht zwischen den verschiedenen beteiligten Antikörpern unterscheidet.

Candida-ELISA-Test: Dieser Test ist umfassender und in der Regel sinnvoller, da sich mit ihm drei verschiedene Antikörperklassen (IgA, IgG, IgM) gleichzeitig nachweisen lassen. Er erfaßt genauer und rascher die Reaktion des Immunsystems auf eine Therapie. Dabei ist es zum Beispiel interessant, daß die IgM-Antikörper nach einigen Wochen wieder absinken, wenn der Körper eine Infektion (mit oder ohne therapeutische Hilfe) überwunden hat. Die IgA-Antikörper bleiben noch länger nach der Infektion erhöht. Bei Frauen mit Candida-Befall in der Vagina findet man häufig erhöhte IgA-Werte. Der bisher relativ selten an Infektionen beteiligte Keim Candida glabrata wird überwiegend mit IgM-Antikörpern beantwortet, ein Hinweis darauf, daß er das Immunsystem unvorbereitet trifft. Ein ausgeprägter Mangel an IgG-Antikörpern kann Hinweis auf eine Immunschwäche und damit erhebliche Gefährdung des Patienten durch Pilze sein. Viele Experten plädieren dafür, daß dieser Test als Ergänzung zum bewährten CHAT eingesetzt wird.

IFT (indirekter Immunfluoreszenztest): Dieser Test erfaßt vor allem IgG-Antikörper. Da diese Antikörper einige Wochen nach der Infektion deutlich weniger werden, erfährt man durch den Test etwas über die Dauer der Infektion.

Wenn Stuhlproben, dann richtig!

Stuhluntersuchungen sind nur bedingt aussagekräftig, was eine Erkrankung mit Candida angeht: Oft findet man bei gesunden Menschen, die keinerlei Beschwerden haben, Candida im Stuhl. Und andererseits fallen Stuhlproben bei Personen, die eindeutig pilzinfiziert sind und durch

Antipilzbehandlung Besserung erfahren, häufig negativ aus (es werden keine Pilze gefunden). Mögliche Gründe:

• Die Candida-Besiedlung ist vorwiegend im Dünndarm vorhanden.
• Die Candida-Pilze sind im Dünndarm wohl vorhanden, werden aber im Dickdarm durch bestimmte Abwehrmechanismen, zum Beispiel durch Bakterien, abgetötet.
• Die in Nestern wachsenden, nicht etwa gleichmäßig im Stuhl verteilten Pilze werden bei der Stuhlprobe »verpaßt«.
• Das Pilzwachstum in den Laborkulturen wird gehemmt, weil gleichzeitig massenhaft Kolibakterien vorhanden sind, die zumindest im Labor rascher wachsen als Pilze und deren Wachstum behindern. Der bekannte deutsche Mykologe Professor F. Staib fordert deshalb, die Laborkulturen vor der Anzucht mit mehreren Antibiotika zu behandeln, um die bakteriellen Konkurrenten der Pilze auszuschalten.
• Die Pilze haften so fest an der Darmschleimhaut, daß nur wenige von ihnen vom Stuhl während der Darmpassage erfaßt werden.
• Die Pilze ziehen sich ins Innere der Darmschleimhaut zurück.
Für die letzten beiden Gründe sprächen Untersuchungen von Leo Galland, der sich immer wieder darüber wunderte, daß er im Stuhl von Kranken oft wenige Candida-Pilze fand, während im Stuhl von gesunden Familienmitgliedern dieser Kranken die Pilze massenhaft vorhanden waren. Bei Abstrichen am After gelang es Galland häufig nur dann, Candida-Zellen anzuzüchten, wenn er das Gewebe so stark rieb, bis Blutungen auftraten (anscheinend waren die Hefezellen in den menschlichen Zellen versteckt). Wahrscheinlich lagen sie bei den Gesunden in ihrer harmlosen Form als einzelne Zellen, während sie bei den Kranken in Form von Hyphen in die Darmwand gewachsen waren. Alle diese Unsicherheitsfaktoren müssen bei der Bewertung einer Stuhlprobe einbezogen werden.
Normale Routine-Stuhlproben sind außerdem problematisch, weil der Stuhl vor der Untersuchung zu lange unterwegs ist und weil auf die spezielle Lebensweise von Candida nicht ausreichend Rücksicht genommen wird. Bei richtiger Ausführung können Stuhlproben dennoch ein interessanter Teil der Diagnose sein. Technisch zu beachten ist dabei folgendes:

• Der Stuhl muß frisch sein, also kurz vor der Untersuchung »abgesetzt« werden.

- Das Laborpersonal muß durch entsprechende Schulung in der Lage sein, Candida albicans (sowie weitere krankheitserregende Arten) von anderen Hefepilzarten eindeutig abzugrenzen (Adressen von spezialisierten Labors im Anhang).
- Es sollten an mehreren Stellen des Stuhls (Dr. Reinhard Hauss empfiehlt insgesamt sieben Entnahmepunkte) Proben für die Anzucht im Labor entnommen werden, nachdem der Stuhl zuvor gründlich verrührt wurde.
- Bei scheinbar negativen (also kaum durch Candida belasteten) Stuhlproben wurden Labors doch noch fündig, nachdem die Patienten vor dem »Absetzen« des Stuhls verdünnten Obstessig getrunken hatten (wahrscheinlich weil die Pilze sich in saurem Milieu eher von der Darmwand lösen).

Bitte beachten Sie: Eine Stuhlprobe hat nur begrenzten Aussagewert; bedeutsamer sind nach meiner Erfahrung in aller Regel die Ergebnisse von immunologischen Antikörpertests (ELISA und CHAT). Auch durch Anal- und Zungenabstriche bekommt man klare Ergebnisse.

Die amerikanische Wissenschaftlerin Elizabeth Haugle fordert, daß bei der Stuhluntersuchung weniger die Keimzahl von Candida im Vordergrund stehen sollte als die Bewertung der gesamten Bakterienflora. Diese ist nämlich bei Candida-Erkrankten grundsätzlich wesentlich gestört und verschoben (Dysbakteriose). Eine Dysbakteriose begründet laut Elizabeth Haugle den Verdacht auf Candida, auch wenn keine Candida-Pilze gefunden werden. Leo Galland fordert, daß auch folgende Situation als schweres Verdachtsmoment für Candida-Erkrankungen gewertet wird, die er so oft erlebte: keine Candida-Keime in der angezüchteten Stuhlprobe, wohl aber Candida im Afterabstrich.

Ab welcher Keimzahl wird Candida gefährlich: Im allgemeinen gehen Ärzte davon aus, daß 10^2 bis 10^3 Candida-Keime (also 100 bis 1000 Hefezellen) pro Gramm untersuchter Stuhl noch harmlos sind. Sind mehr Candida-Keime vorhanden, nimmt man an, daß eine Infektion vorhanden ist; 10^7 (also 10 Millionen) Hefezellen pro Gramm gelten als lebensgefährlich. Sofern die Pilze allerdings in Myzelien vorliegen, kann bereits eine Keimzahl von 10^2 sehr gefährlich sein. Professor Hans Rieth meinte, daß Candida-Pilze im Darm nie harmlos sind, da geringe Keimzahlen durch zuckerreiche Ernährung innerhalb weniger Tage auf äußerst große Mengen anwachsen können.

Sehr sinnvoll: Abstriche

Gute Ergebnisse erhält man in der Regel durch Abstriche. Dabei wird die Oberfläche von Haut und Schleimhaut an bestimmten Körperteilen »abgestrichen« oder abgeschabt und das so gewonnene Material im Labor auf Erreger untersucht. Vor der Entnahme von Hautschuppen reinigt man zunächst den Rand des verdächtigen Bereichs mit Alkohol und schabt dann grobe Auflagerungen, Krusten und alle großen Schuppen mit Skalpell, scharfem Löffel oder Pinzette ab und gibt sie in den Abfall, denn in diesem relativ losen Gewebe kommen praktisch keine lebenden Pilze vor. Erst danach wird das eigentliche Untersuchungsmaterial durch Abkratzen gewonnen.

Interessant bei Candida-Erkrankungen sind vor allem Abstriche von der Zunge und von sonstigen Mundschleimhäuten (das Material wird hier mit sterilen Wattetupfern oder Spateln entnommen), vom After (hier sollte intensiv geschabt werden, um auch in tiefere Gewebeschichten eingedrungene Pilze zu erfassen), aus der Vagina, aus der Nase und bei entsprechendem Verdacht auch von anderen infizierten Hautbereichen. Allerdings sind die Ergebnisse der Abstriche ebenfalls nicht ganz eindeutig zu bewerten, denn mancher, der viele Candida-Keime im Mund hat, fühlt sich recht gesund, und ein anderer, bei dem sich kaum Candida im Mund findet, leidet unter verschiedenen von den Pilzen hervorgerufenen Krankheitssymptomen.

Die Untersuchung von Nagelmaterial

In sehr krank aussehendem Nagelmaterial finden sich praktisch keine lebenden Pilze, deshalb muß es zunächst mit Schere, Skalpell, scharfem Löffel oder Fräse (unter einer Plexiglashaube, damit die Keime nicht in der Luft verwirbelt werden) weitestgehend entfernt werden. Sinnvoll ist auch, einen geschlossenen Verband mit einem harnstoffhaltigen Mittel aufzulegen, um die abgestorbenen Gewebeteile aufzuweichen. Erst danach beginnt die eigentliche Materialentnahme für die Laboruntersuchung, denn die aktiven Pilznester befinden sich vor allem an der Grenze zwischen gesundem und krankem Gewebe.

Urinuntersuchung

Die Niere, unser Ausscheidungsorgan, reinigt das Blut von Hefezellen und scheidet sie im Urin aus. Wenn im Urin Hefezellen zu finden sind (im Harnsediment ist dann sogenanntes Pseudomyzel der Pilze zu sehen), kann das für eine Infektion innerer Organe durch Candida, für eine hohe Belastung des Blutes oder auch für eine Infektion der Harnwege sprechen. Die Urinprobe wird aus dem Mittelstrahlurin, aus Katheterurin oder aus durch Punktion erhaltenem Urin gewonnen; bei Frauen ist sehr darauf zu achten, daß der Urin nicht durch Vaginalsekret »kontaminiert« wird, das die Befunde verfälschen könnte.

Die Diagnose an abgelegeneren Abschnitten des Magen-Darm-Trakts

Falls man durch Abstriche, Blut- und Stuhluntersuchungen nicht ausreichend Informationen über Art und Ausdehnung der Pilzerkrankung erhält, sind endoskopische Verfahren denkbar. Dabei wird eine Sonde entweder durch den Mund in Speiseröhre und Magen oder durch den After bis zum Dünndarm geschoben. Mit der Sonde kann der Arzt direkt die Schleimhäute inspizieren, er kann aber auch Gewebeproben oder Proben von Magensaft, Gallenflüssigkeit oder Dünndarminhalt entnehmen. Die Proben werden dann unter dem Mikroskop oder durch Anzüchtung der darin enthaltenen Erreger im Labor untersucht.

Die Diagnose von Vaginalmykosen

Candida-Infektionen der Vagina erkennt der Arzt (eventuell) am typischen Geruch und an der Färbung oder durch einen Abstrich, der in der Praxis unter dem Mikroskop oder später im Labor durch Anzüchtung auf Pilze untersucht wird. (Vorsicht: Der Abstrich sollte nicht mit von Hand gedrehten unsterilen Wattebäuschen durchgeführt werden, weil dabei Pilze von der Hand des Arztes oder des Personals den Befund verfälschen können.)

Weitere diagnostische Hinweise auf eine Candida-Erkrankung

Auch die folgenden Störungen können mitunter ein Hinweis auf eine Candida-Erkrankung sein:

- Erhöhung der Transaminasen im Blut
- Fettleber: Diese ist ein Hinweis auf eine Leberbelastung durch Alkohol (auch bei Nichtalkoholikern)
- Eisenmangel (wahrscheinlich weil der Pilz dem Körper Eisen raubt)
- Magnesiummangel (wahrscheinlich weil das belastete Immunsystem mehr Magnesium verbraucht)
- Zinkmangel (wahrscheinlich weil das belastete Immunsystem mehr Zink verbraucht).

Die Diagnose von Mykosen an inneren Organen

Es gibt zu Lebzeiten des Patienten keine Methode, mit der sich eindeutig nachweisen läßt, daß innere Organe durch Candida oder andere Pilze befallen sind, insbesondere wenn die Krankheit gerade erst im Entstehen begriffen ist. Gewisse Hinweise geben Antikörpertests, zum Beispiel deutet ein CHAT-Wert über 1:640 mit einiger Wahrscheinlichkeit auf systemischen Befall hin. Gewebeentnahmen sind erst dann aussagekräftig, wenn die Pilze sich sehr ausgebreitet haben. Allein in der Lunge lassen sich Mykosen mitunter frühzeitig erkennen, und zwar durch Untersuchung des Bronchialsekrets. Dazu wird zuerst der Mundraum mit einem Antimykotikum pilzfrei gemacht und anschließend der zu untersuchende Bronchialschleim durch kurze Hustenstöße hochgehustet.
Im Gehirn kann man Pilze erst nach dem Tod nachweisen. Allerdings weiß man, daß bei einer inneren Pilzinfektion praktisch immer auch äußerlich (also auf Haut und Schleimhäuten, die Darmschleimhaut eingeschlossen) Pilze zu finden sind.
Da sich die Pilze äußerlich viel leichter feststellen lassen, plädieren Mykologen für eine vorbeugende mykologische Frühdiagnostik bei Personen, deren Immunsystem aus den bereits erwähnten Gründen geschwächt ist. Denn bei einer klar ersichtlichen Immunschwäche erst einmal zu warten, ob möglicherweise eine systemische Pilzinfektion eintritt, heißt in der Regel warten, bis es zu spät ist. Wir müssen es mit

Nachdruck sagen: Pilzinfektionen sind bei schwer Immungeschwächten so häufig und so wahrscheinlich, daß allein schon die Tatsache der Immunschwächung ein schwerwiegendes Verdachtsmoment darstellt – selbst wenn zunächst weit und breit keine Symptome für eine Pilzinfektion erkennbar sind. Nur mittels einer guten und regelmäßig wiederholten Frühdiagnostik kann die Gefahr rechtzeitig erkannt und behandelt werden. Das heißt: Bei immunschwachen Patient(inn)en sollte man ein- bis zweimal wöchentlich Untersuchungen des Speichels, des Rachens und des Stuhls auf Pilze durchführen. Außerdem sollten alle paar Wochen die Antikörperwerte gegen Candida per CHAT überprüft werden. Wenn diese Werte plötzlich ansteigen, ist es ein Hinweis auf eine akute Infektion. Der verstorbene Mykologe Hans Rieth betrachtete es übrigens ausdrücklich als »Kunstfehler, womöglich mit fatalen juristischen Folgen«, bei immungeschwächten Patient(inn)en Candida-Hefen im Darm zu dulden.

Erst wenn eine sehr intensive systemische Infektion vorhanden ist (also eigentlich viel zu spät), lassen sich im Blut Pilzbestandteile nachweisen.

Die Diagnose von Umweltbelastungen

Etwas Erfreuliches ist zu berichten: Die Umweltmedizin findet mehr und mehr Anerkennung seitens der Ärzte und der Krankenkassen. Viele Universitätskrankenhäuser haben mittlerweile umweltmedizinische Abteilungen eingerichtet, zahlreiche Ärzte umweltmedizinische Zusatzausbildungen absolviert. Anders als früher sind heute viele Krankenkassen bereit, umweltmedizinische Leistungen den Ärzten auch zu honorieren, weil sie erkannt haben, daß solche Untersuchungen einen äußerst wichtigen Beitrag zur Vorsorge darstellen können.

Spezialisierte Labors bieten heute Tests für die meisten bekannten Umweltgifte an. Das Bremer Umweltinstitut zum Beispiel (Adresse siehe Anhang) testet Boden, Wasser, Luft und andere Materialien auf aromatische Amine, Asbest, Formaldehyd, Holzschutzmittelwirkstoffe, Isozyanate, Lösemittel, Schwermetalle, PCP, PCB, Pestizide, Schimmelpilze und Weichmacher. Ein einfacher und doch recht umfassender Test ist die von diesem Institut angebotene Staubsaugerbeutelanalyse (einfach Staubsaugerbeutelinhalt einschicken).

Schadstoffe in Urin und Blut lassen wir beim Labor Dr. Schiwara in

Bremen testen (Adresse siehe Anhang). Außerdem führen wir einen Epikutantest für Palladium, Blei und Quecksilber durch und prüfen den Schwermetallgehalt im Urin unserer Patient(inn)en durch den Test der Wiesbadener Firma Harmonology (Adresse siehe Anhang). Mit diesem Test können Sie übrigens auch die Schwermetalle in Ihrem Trinkwasser selbst testen.

Die Diagnose von Vitamin- und Mineralstoffmangel

Für den Mangel an bestimmten Vitaminen und Mineralstoffen gibt es mitunter deutliche Zeichen wie etwa auffällige Blässe bei Eisenmangel, Zahnfleischbluten bei Vitamin-C-Mangel oder weiße Flecken unter den Nägeln bei Zinkmangel. Meist aber äußert sich ein Nährstoffmangel eher durch diffuse Beschwerden wie allgemeine Energielosigkeit, rasche Erschöpfbarkeit oder erhöhte Infektanfälligkeit. Bei Patient(inn)en mit Verdacht auf Candida-Erkrankungen und Immunschwäche sollte der tatsächliche Zustand der Nährstoffversorgung frühzeitig bestimmt werden, damit die Therapie von Anfang an durch stärkende Nährstoffgaben unterstützt werden kann. Die Mineralstoffversorgung läßt sich halbwegs zuverlässig durch die üblichen Serumtests feststellen, die jedes Labor durchführt. Die Vitaminversorgung ermittelt man am besten durch eine Vollblutuntersuchung, wie sie z. B. das Labor Dr. Bayer in Stuttgart (Adresse siehe Anhang) vornimmt. Grund: Die herkömmlichen Blutuntersuchungsmethoden sind nicht immer aussagekräftig, weil es verschiedene Fehlerquellen gibt, die die Ergebnisse verfälschen können. Bei den Spurenelementen sind die Werte folgender Stoffe besonders wichtig:
Eisen: Bei Eisenmangel können Candida-Pilze eher von ihrer relativ harmlosen Form in den Myzelzustand übergehen, bei dem fadenförmige Hyphen durch die Darmwand eindringen. Deshalb ist eine ausreichende Eisenversorgung sehr wichtig.
Magnesium: Auch bei Magnesiummangel können Candida-Pilze leichter fadenförmiges Myzel bilden. Daher ist eine ausreichende Magnesiumversorgung von großer Bedeutung.
Zink: Bei Zinkmangel können Candida-Pilze ebenfalls eher von ihrer relativ harmlosen Form in den fadenförmigen Myzelzustand übergehen und die Darmwand durchdringen. Deshalb ist auch eine ausreichende Zinkversorgung wichtig.

Das Labor Dr. Bayer bietet eine Bestimmung folgender Substanzen: Natrium, Kalium, Calcium, Magnesium, Kupfer, Eisen, Zink, Selen, Mangan, Vitamin A, B_1, B_2, B_6, B_{12}, C, E, Folsäure und Betakarotin.

Immunologische Tests und Virenbestimmung

Um den Zustand des Immunsystems zu ermitteln, führen wir besonders bei älteren Patienten meist einen allgemeinen Immunstatus mit Bestimmung der B- und T-Zellen sowie Antikörpertests auf die verschiedenen Viren der Herpesgruppe durch. Falls wir sehr ungünstige Immunwerte oder hohe Antikörperwerte finden, ist meistens eine immunstärkende oder antivirale Behandlung erforderlich, um die Abwehrkraft der Patient(inn)en auch gegen Candida zu verbessern. Wenn neurologische und psychische Symptome sehr im Vordergrund stehen, lassen wir außerdem oft eine Hirn-SPECT-Untersuchung (SPECT = Single Photon Emission Computer Tomogramm) vornehmen, um Aufschluß über einen Virusbefall des Gehirns zu bekommen.

10. Die Therapie bei Hefepilzerkrankungen

Diese Medikamente helfen gegen Candida im Darm

Zur Behandlung von Mykosen im Darm werden sehr verschiedene Antimykotika eingesetzt, deren gemeinsames Merkmal es ist, daß nur eine geringe Menge davon durch die Schleimhäute in den Körper aufgenommen wird. Das heißt: Der Wirkstoff verbleibt überwiegend dort, wo er wirken soll (im Darm); und die Nebenwirkungen durch Belastung innerer Organe (Niere und Leber), die bei systemischen Mitteln oft zu erwarten sind, halten sich in Grenzen. Wir müssen betonen, daß die ausschließliche Behandlung mit Antimykotika in aller Regel nicht oder nur wenig hilft, wenn nicht andere Maßnahmen (Immunstärkung, Aufbau der Darmflora, Ernährungsumstellung, eventuell Allergiebehandlung) hinzukommen. Der amerikanische Wissenschaftler Dismukes hat zum Beispiel vor einigen Jahren gezeigt, daß eine Behandlung, die sich allein auf Nystatin verläßt, lediglich geringe Wirkung verspricht. Im folgenden stellen wir Ihnen die wichtigsten Antipilzmedikamente für diesen Einsatzbereich vor. Bevor sie eingesetzt werden, sollte durch eine Resistenzprüfung (Antimykogramm; Laboradresse im Anhang) geklärt werden, welches Mittel gegen die im Stuhl vorkommenden Keime tatsächlich gut wirkt.

Nystatin: Dieses Mittel ist das bekannteste und am meisten eingesetzte Mittel gegen Candida. Es wird aus der Bakterienart Streptomyces noursei isoliert und wirkt gegen Candida-, Cryptococcus-, Blastomyces-, Histoplasma- und Coccidioides-Arten sowie gegen einige Schimmelpilzarten. Gegen Hautpilze wie Trichophyton, Microsporon oder Epidermophyton hilft es allerdings nur wenig. Es wird bei oraler Einnahme praktisch nicht ins Gewebe aufgenommen und hat deshalb keine systemischen Nebenwirkungen. Allerdings klagen die Patienten bei oraler Einnahme höherer Dosen gelegentlich über Magendruck, Brechreiz und Durchfall. Nystatin kann auch während der Schwangerschaft eingesetzt werden, da es nicht die Plazentaschranke passieren kann. Das Mittel gibt man mit gutem Erfolg als Tabletten, Kapseln, Pulver (Bezugsquelle siehe Anhang), als Suspension oder als Tropfen. Für Babys und Kinder sind besonders die flüssigen Formen geeignet.

Da Nystatin besser in saurer Umgebung wirkt, kann es sinnvoll sein, parallel milchsäurebildende Bakterien (Laktobazillen und Bifidobakterien –

Bezugsquelle siehe Anhang) einzunehmen, die ein saures Milieu im Darm fördern. Diese Bakterien unterstützen außerdem die Neubildung einer gesunden Darmflora.

Amphotericin B: Dieses Mittel hat bei oraler Einnahme zur Anwendung im Magen-Darm-Trakt kaum Nebenwirkungen und hilft oft sehr gut, wenn Nystatin keinen Erfolg bringt.

Natamycin: Dieses Antimykotikum wird aus der Bakterienart Streptomyces natalensis isoliert. Es wirkt gegen Hefen, biphasische Pilze, Dermatophyten und Schimmelpilze. Da es praktisch nicht durch die Schleimhaut in den Körper aufgenommen wird, eignet es sich gut zur örtlichen, aber nicht zur systemischen Anwendung; es wird mit dem Stuhl wieder ausgeschieden. Die Nebenwirkungen sind gering: gelegentlich Magendruck, Brechreiz oder Durchfall. Gegen Pilze im Darm nimmt man Natamycin als magensaftbeständige Dragees, zur Sanierung von Mund und Speiseröhre eignen sich Lutschpastillen und eine Suspension.

Unter Umständen können darüber hinaus folgende Medikamente helfen:

Fluconazol: Dieses systemisch wirksame Mittel wird meist erst dann eingesetzt, wenn andere lokal wirksame Mittel keine Besserung erbrachten. Sinnvoll bei hartnäckigen Pilzerkrankungen des Magen-Darm-Trakts ist eine Behandlung über mindestens zwei bis vier Wochen mit täglicher Einnahme. Fluconazol hat sehr geringe Nebenwirkungen.

Itraconazol: Dieses Mittel gehört ebenso wie Fluconazol zu den Azoderivaten und wirkt nicht nur im Magen-Darm-Trakt, sondern auch systemisch. Falls Darminfektionen durch nichtsystemische Mittel nicht zurückgehen, kann sein Einsatz sinnvoll sein.

Miconazol: Dieses Mittel wirkt gegen eine ganze Reihe von Pilzen, unter anderem gegen Candida. Bei oraler Einnahme verbleibt ein Großteil des Wirkstoffs im Magen-Darm-Trakt. Miconazol gibt es in Tablettenform oder als Gel, wobei sich das Gel außerdem besonders zur Sanierung der Mundhöhle und des Speiseröhrenbereichs eignet. Bei Mundsoor sollte das Gel nach den Mahlzeiten, bei eine Magen-Darm-Infektion mit Candida vor den Mahlzeiten genommen werden.

Terbinafin: Dieses neue, nebenwirkungsarme Antimykotikum wirkt systemisch und kann im Prinzip auch bei Candida-Infektionen helfen. Da es gegen Hefen aber weniger gut wirkt als gegen andere Pilzarten, ist es bei der Therapie von Magen-Darm-Infektionen zur Zeit nicht ein Mittel der ersten Wahl.

Candida – gegen manche Medikamente resistent?

Diese Frage ist unter Experten umstritten. Professor Hans Rieth zum Beispiel meinte, es gebe keine echten Resistenzen von Candida albicans gegen das traditionell eingesetzte Nystatin. Der Mikrobiologe Dr. Reinhard Hauss, der in seinem Labor regelmäßig prüfen läßt, welche Pilze auf welche Antimykotika empfindlich oder auch resistent reagieren, stellte gelegentlich fest, daß das Wachstum von Candida-Pilzen häufig kaum durch Nystatin gehemmt wird. Anscheinend sind manche Pilzstämme gegen Nystatin nur wenig empfindlich, andere mehr. Auch ich habe in unserer Praxis oft beobachtet, daß die Nystatin-Behandlung wenig Besserung brachte, während andere Antimykotika zum Erfolg führten. Von neueren Antipilzmitteln ist bekannt, daß öfter Resistenzen auftreten. Kürzlich berichtete eine Spezialistin vom Robert-Koch-Institut in Berlin, daß es gerade bei Mykose-Patient(inn)en, die aufgrund schwerer Erkrankungen des Immunsystems und immer wiederkehrenden Soors über Monate, manchmal sogar über Jahre mit Antimykotika behandelt werden, häufig zu Resistenzen kommt. Die Resistenzen entwickeln sich manchmal gegen ganze Substanzklassen, gerade auch bei neueren Wirkstoffen.

Mit Naturheilmethoden gegen Candida im Darm

Im folgenden nennen wir eine Reihe von Substanzen und Therapieansätzen, die sich nach Berichten von Therapeut(inn)en als hilfreich bei Hefepilzerkrankungen erwiesen haben. Nicht mit allen habe ich selbst Erfahrungen gesammelt, meine aber, daß sie hier genannt werden sollten. Denn die bisher vorgestellten Medikamente schlagen keineswegs bei allen Patienten an, und möglicherweise können auch ungewöhnliche Therapieansätze bestimmten Menschen helfen.

Blütenessenzen: Dabei handelt es sich um pflanzliche Mittel, die ähnlich wie Homöopathie wirken. Am bekanntesten sind die »Bach-Blüten« des englischen Arztes Dr. Edward Bach, der Anfang dieses Jahrhunderts lebte. Die amerikanische Blütenessenzen-Entdeckerin Machaelle Small Wright hat vor kurzem eine Reihe von Blütenessenz-Mischungen (Bezeichnung: Perelandra Nature Program; Bezugsadresse siehe Anhang) auf den Markt gebracht, die angeblich ein Gleichgewicht zwischen dem menschlichen Organismus und Pilzen, Viren und Bakterien herstellen können, so daß die Keime dem Menschen nicht schaden.

Dioxychlor: Dieses Mittel ist in der Lage, Krankheitskeime durch Oxidation anzugreifen. Es wirkt angeblich gegen Candida, aber nach Aussagen von Dr. Michael L. Culbert auch gegen Viren (etwa das beim Chronischen Müdigkeitssyndrom häufiger beteiligte Epstein-Barr-Virus); Bezugsquelle siehe Anhang).

Grapefruitsamenextrakt: Diese Substanz wirkt in vielen Fällen gegen Candida und gegen eine ganze Reihe schädlicher Bakterien und beeinträchtigt dabei die nützliche Laktobazillen- und Bifidobakterienflora nur wenig (Bezugsquelle siehe Anhang).

Homöopathie: Erfahrene Homöopathie-Therapeut(inn)en haben mitunter gute Erfolge bei Candida-Erkrankungen erzielt, obwohl die vielfältige und oft wechselnde Symptomatik die homöopathische Diagnose sehr erschwert. Adressen von Ärzt(inn)en und Heilpraktiker(inne)n, die mit klassischer Homöopathie arbeiten, finden Sie im Branchentelefonbuch.

Isopathische Behandlung nach Enderlein: Diese Therapie basiert auf der Annahme, daß Pilze dem Menschen nur dann gefährlich werden, wenn sie ein bestimmtes bösartiges Entwicklungsstadium erreichen. Solange sie nur in den Vorstufen (in der sogenannten »Urform«) vorhanden seien, so die Verfechter dieser umstrittenen Therapierichtung, würden sie harmlos bleiben. Behandelt wird mit diesen »Urformen« der Pilze in homöopathischer Zubereitung (etwa mit den Mitteln Albicansan, Pefrakehl, Fortakehl und Exmykel von der Firma Sanum Kehlbeck; Kontaktadressen qualifizierter Therapeuten im Anhang).

Kräutermischungen: Verschiedene Kräuter haben candidahemmende Eigenschaften, zum Beispiel Oregano, Nelke, Knoblauch und Artemisia. **Artemisia** ist als Einzelsubstanz erhältlich; ein empfehlenswertes **Knoblauchpräparat** ist das aus biologischem Anbau stammende Enerex. Außerdem gibt es verschiedene fertige Kräutermischungen gegen Candida, zum Beispiel Candicidin oder die nach Rezepten des amerikanischen Arztes Dr. Christopher hergestellten Herbs of Grace (Bezugsquelle siehe Anhang).

Lapacho-Tee: Dieser aus der Rinde eines brasilianischen Baums gewonnene Tee hat eine antimykotische Wirkung. Er ist auch unter den Bezeichnungen Pau d'arco und Iperoxo im Handel. Nur die Rinde des Baums enthält pilzhemmende Substanzen, deshalb sollte man darauf achten, daß der Tee tatsächlich aus der Rinde und nicht aus dem Holz des Baums hergestellt wird (Bezugsquelle siehe Anhang).

Obstessig: Obwohl selbst durch Gärung hergestellt, fördert Essig die Ablösung der Hefen von der Darmwand. Dr. Ingrid Menzel von der Universität Frankfurt rät deshalb ihren Candida-Patient(inn)en, vor jeder Mahlzeit etwas verdünnten Obstessig zu trinken. Ich würde dabei zu sehr vorsichtigem Vorgehen raten, weil viele Candida-Erkrankte auf Essig allergisch reagieren.

Tanafem: Dieses Mittel enthält Tannate in flüssiger Form und kann, mit Wasser verdünnt, gegen Pilzinfektionen der Vagina und bei Fußpilz eingesetzt werden (Bezugsquelle siehe Anhang).

Tanalbit: Dieses Mittel wird auf der Basis von natürlichen Tannaten hergestellt und wirkt gegen Pilze und diverse Bakterien (Bezugsquelle siehe Anhang).

Das mindert die Nebenwirkungen der Pilzbehandlung

Wenn die Candida-Pilze durch Medikamente angegriffen werden, sterben sie ab. Dabei entstehen zum Teil sehr giftige Stoffe; oft kommt es dadurch in den ersten Tagen sogar zur Verschlimmerung der Beschwerden (medizinischer Fachausdruck: Herxheimer-Jarisch-Reaktion). In der Folge haben die Ausscheidungsorgane und das Immunsystem sehr viel zu tun, um diese Gift- und Schlackenstoffe aus dem Körper zu befördern. Dabei kann man sie durch die folgenden Maßnahmen unterstützen:

Reichlich Quellwasser trinken: Trinken Sie täglich bis zu drei Liter gutes stilles Quellwasser (zum Beispiel Volvic). Das fördert die Stoffwechselfunktionen im Gewebe und trägt zur Ausschwemmung der absterbenden Pilze bei.

Anregung der Lebertätigkeit: Da die Ausscheidung der Pilzgifte die Leber sehr belastet, kann es sinnvoll sein, pflanzliche Mittel zur Anregung der Lebertätigkeit zu nehmen. Es gibt dafür eine spezielle Kräutermischung namens **Candida-Tox-Curb** (Bezugsquelle siehe Anhang).

Bioflavonoide: Diese Substanzen können dem Körper helfen, Pilze in ihre Bestandteile zu zerlegen (Bezugsquelle siehe Anhang).

Enzyme: Auch Enzyme können den Körper dabei unterstützen, die Pilze zu zerlegen. Ich empfehle Wiedenzym (dreimal täglich drei Tabletten auf nüchternen Magen).

Nosoden helfen Pilzgifte ausleiten: Nosoden sind auf Basis von pilzerkranktem Gewebe hergestellte homöopathische Mittel, die den Körper bei der Ausleitung von Pilzgiften unterstützen sollen. Ich selbst arbeite nicht damit, kenne aber Kollegen, die positive Erfahrungen gemacht haben (Adressen von qualifizierten Therapeuten siehe Anhang).

Wiederaufbau der Darmschleimhaut

Durch die Pilzbelastung im Darm ist die Darmschleimhaut bei vielen Betroffenen geschädigt, entzündet und durchlässiger für Allergene. Wenn man ihren Zustand verbessert, steigen auch die Erfolgschancen der antimykotischen Behandlung.

Glucosamin – ein gewebestabilisierender Aminozucker, der normalerweise vom Körper aus anderen Aminozuckern hergestellt wird. Bei Patient(inn)en mit entzündlichen Darmerkrankungen ist dieser Vorgang aber häufig gestört, was schwerwiegende Folgen für den Aufbau der schützenden Schleimhautoberfläche aus Glykoproteinen hat, wie die kanadischen Wissenschaftler Burton und Anderson herausfanden. Glucosamin ist erhältlich unter der Bezeichnung NAG (Bezugsquelle siehe Anhang).

Teufelskralle: Der Extrakt dieser Heilpflanze soll innerhalb kurzer Zeit einen sehr positiven Einfluß auf die Darmschleimhaut haben.

Außerdem ist der Einsatz von Bakterienpräparaten mit Laktobazillen und Bifidobakterien sinnvoll.

Ebenso wichtig wie Medizin: zucker- und hefefreie Ernährung

Alle Experten sind sich darüber einig, daß bei Candida-Befall eine zuckerreiche Diät verschlimmernd wirkt, weil sie den Pilzen Nahrung liefert. Ungünstig sind alle leicht verwertbaren Kohlenhydrate, wie sie sich in weißem Zucker, Alkohol und Weißmehl finden. Auch alternative Süßmittel wie Honig, Malz, Fruchtzucker, Vollrohrzucker oder Birnendicksaft sind von Pilzen relativ leicht zu verarbeiten. Komplexe Kohlenhydrate jedoch, wie sie in Gemüse, Vollkorngetreide, Hülsenfrüchten und Nüssen vorkommen, sind von den Pilzen erst nach dem Abbau in einfache Kohlenhydrate verwertbar und lassen die Zahl der Pilze im

Darm deshalb nicht explosionsartig ansteigen. Auch Eiweiß und Fett liefern keine direkt verwertbare Nahrung für Hefepilze.

Ich und viele andere Mediziner(innen) empfehlen ihren Candida-Patient(inn)en außerdem, auf hefehaltige Produkte zu verzichten. Dafür sprechen zwei Gründe: Erstens kann das Immunsystem normale Nahrungshefen mit Candida verwechseln und auf das eine wie das andere allergisch reagieren. Zweitens gibt es viele Hinweise darauf, daß auch Speisehefe dem menschlichen Organismus schaden kann.

Darüber hinaus sollten Candida-Betroffene aufgrund ihrer hohen Allergieneigung grundsätzlich darauf achten, daß sie möglichst wenig Umweltgifte und potentiell unverträgliche Stoffe in der Nahrung zu sich nehmen, also Pestizide sowie Farb-, Aroma- und Konservierungsstoffe.

Aus diesen wenigen Sätzen lassen sich praktisch alle Ernährungsratschläge ableiten, die für Candida-Erkrankte gelten. Außerdem ist zu beachten, daß alle Gemüse- und Obstsorten vor dem Verzehr beziehungsweise vor der Zubereitung sehr gründlich gewaschen werden sollten, um auf der Oberfläche befindliche Hefe- und Schimmelpilze soweit wie möglich zu entfernen. Ausdrücklich betonen wollen wir auch, daß die Ernährung ballaststoffreich sein sollte, da Pflanzenfasern am besten in der Lage sind, Pilznester im Darm »auszuräumen« (also bei der Stuhlpassage mit sich reißen). Besonders reich an Ballaststoffen sind frischer Salat, frisches Gemüse, Vollkorn und frisches Obst.

In der folgenden Tabelle finden Sie empfehlenswerte und nicht empfehlenswerte Nahrungsmittel. Sie werden sofort sehen, daß eine Candida-Diät kein Martyrium bedeuten muß, sondern daß Sie sehr viele schmackhafte Speisen weiterhin essen dürfen.

Empfehlenswert	Nicht empfehlenswert
Eiweißprodukte	
alle Fleischsorten (möglichst aus biologischer/artgerechter Tierhaltung), zum Beispiel mageres Rindfleisch, Lamm, Kalb, Schwein, Huhn, Pute, Ente, Gans, Hase, Wild; frischer Fisch, Thunfisch, Lachs, Schalentiere; Eier	Fertigwürste mit schwer überschaubaren Zutatenmischungen

Hülsenfrüchte wie Erbsen, Linsen, Bohnen sowie Sojaprodukte: Tofu, Tempeh (Achtung: letzterer wird durch Schimmelpilzfermentierung hergestellt – deshalb manchmal schlecht verträglich)

Sojasauce mit Zucker

Milchprodukte wie Milch, Naturjoghurt, Quark, Crème fraîche, viele Käsesorten; nach Erfahrungen unserer Patienten sind folgende Käsesorten häufig verträglich:
Appenzeller jung, Baldaut, Bergkäse, Brennessel-Gouda, Brigg, Cheddar, Comte, deutscher Butterkäse, Emmentaler, Edamer, Fontina, For Equi, Frischkäse, Greyerzer, Haselnußkranz, Jarlsberg, Leerdamer, Maroilles, Mimolette, Mozzarella, Münster, Pikandou, Rahm-Gouda, Replancheau, Schafskäse, Schnittlauchkranz, Tête de Moin, Tilsiter, Trenta, Urner, Tessiner und Graubünder Alpkäse, Westlite, Ziegen-Tomme;
Seitan (ein in Naturkostläden erhältliches Weizeneiweißprodukt)

gezuckerte Milchprodukte wie etwa Fruchtjoghurt oder Fruchtquark. Außerdem vertragen viele Candida-Betroffene manche Käsesorten, die durch Schimmelpilzfermentierung hergestellt sind, schlecht – hier hilft nur individuelles Ausprobieren. Sauerrahm, Sauermilch, Kefir und Dickmilch werden oft schlechter vertragen, weil an der Fermentierung ebenfalls oft Schimmelpilze beteiligt sind.

Fette (in Maßen)
kaltgepreßte Öle wie Olivenöl, Sonnenblumenöl, Distelöl, Sesamöl.
Für Salatdressings werden diese Öle besser mit frischem Zitronensaft als mit Essig vermischt, da Essig häufig schlecht vertragen wird.

Butter, Sahne

Margarine ist weniger empfehlenswert, weil beim Herstellungsprozeß die Fette oft geschädigt werden.

Nüsse und Samen wie Sonnenblumenkerne, Haselnüsse, Mandeln, Sesamsaat, Kürbiskerne, Erdnüsse etc.

Geröstete Nüsse, weil durch das Rösten schädliche chemische Verbindungen (Freie Radikale) entstehen. Achtung: Walnüsse und Erdnüsse werden besonders leicht von Schimmelpilzen verseucht.

Kohlenhydrate

Vollkorngetreide wie Weizen, Roggen, Hafer, Reis, Hirse, Mais (besonders als Polenta), Buchweizen; Vollkornpfannkuchen, Vollkornnudeln

Weißmehlprodukte aller Art, insbesondere Kekse, Kuchen, Brötchen, Weißbrot, Pizza

Vollkornbrot (mit Sauerteig oder Backferment, aber möglichst nicht mit Hefe hergestellt), Vollkornmatzen, Reiswaffeln, hefefreies Knäckebrot, selbstgemachtes zuckerfreies Gebäck mit Backpulver als Backtriebmittel

Hefebrot, außerdem gesüßte Kuchen und Kekse aller Art (auch Vollkornbackwaren)

frisch zubereitetes Gemüse, zum Beispiel Auberginen, Bohnen, Brokkoli, Erbsen, grüne Salate, Gurken, Karotten, Kartoffeln, Mais, Paprika, Radieschen, rote Bete, Rosenkohl, Rotkohl, Rüben, Sellerie, Spargel, Spinat, Tomaten, Weißkohl, Zwiebeln. Falls nach dem Verzehr kohlenhydratreicher Gemüsesorten (vor allem Erbsen, Kartoffeln, Mais) Beschwerden auftreten, sollten Sie darauf verzichten oder die Menge stark reduzieren.

Tomatenketchup (ist fast immer gesüßt oder enthält Hefe als Würzzusatz), Pilze frisch und in Konserven

Süßstoff

Frisches Obst (in Maßen), zum Beispiel Pfirsiche, Ananas, Äpfel, Aprikosen, Avocados, Bananen, Birnen, Brombeeren, Blaubeeren, Erdbeeren, Himbeeren, Kirschen, Nektarinen, Pampelmusen, Orangen, Papayas, Pflaumen, Stachelbeeren, Weintrauben (nicht mehr als 12 Stück pro Tag, da sehr süß). Auch ungezuckerte Obstkonserven (in manchen Supermärkten im Diabetikerregal zu finden) können in Maßen verzehrt werden. Falls nach dem Genuß relativ süßer Früchte Beschwerden auftreten, sollten Sie sofort darauf verzichten oder die Menge stark reduzieren.

konzentrierte Süßmittel aller Art: weißer Zucker, Honig, Vollrohrzucker, Malz, Birnendicksaft, Ahornsirup größere Mengen süßes Obst wie Bananen, Weintrauben oder Birnen (Verträglichkeit ausprobieren!), größere Mengen Rosinen und andere Trockenfrüchte, gezuckerte Obstkonserven

Würzmittel

alle frischen oder getrockneten Gewürze und Kräuter, Zwiebeln, Knoblauch, nicht gezuckerte Sojasauce, Zitronensaft, Salz. Das Sojabohnenwürzprodukt Miso wird nicht immer gut vertragen, weil es durch Pilzfermentierung hergestellt wird.

die meisten abgepackten Würzmischungen und Fertigsaucen, weil sehr oft Zucker und (als Geschmacksverstärker) Hefe darin enthalten sind. Essig, der ebenfalls in vielen Würzmitteln vorkommt, wird allzu häufig schlecht vertragen. Falls getrocknete Gewürze nicht vertragen werden, liegt das wahrscheinlich an einer Schimmelpilzallergie.

Getränke

Quellwasser, Mineralwasser, Kräutertees, frisch gepreßte Gemüsesäfte, Milch, in Maßen: Kaffee und schwarzer Tee. Alkohol nur in äußerst geringen Mengen, zum Beispiel gelegentlich ein Glas Weißwein, zu zwei Dritteln mit Mineralwasser verdünnt (aber nur, wenn man es verträgt). alle süßen Getränke wie Cola, Limonade und Fruchtsaft (enthält viel Zucker und oft Schimmelpilzrückstände); alle hefevergorenen und alkoholhaltigen Getränke wie Bier, Wein und Hochprozentiges. Falls schwarzer Tee nicht vertragen wird, liegt das womöglich an einer Schimmelpilzallergie.

Außerdem sind grundsätzlich frische oder frisch zubereitete Nahrungsmittel abgepackten und konservierten Speisen vorzuziehen. Es ist auch nicht empfehlenswert, übriggebliebene Speisen vom Vortag zu essen, weil sich darin in der Zwischenzeit Pilze und Bakterien vermehrt haben könnten. Besser ist es, Reste einzufrieren.

Nicht jeder verträgt alles gleichermaßen schlecht oder gut

Bitte beachten Sie: Welche Speisen in welcher Menge für Sie verträglich sind, können Sie selbst am besten beurteilen, indem Sie es durch Versuch und Irrtum herausfinden. Manche Menschen vertragen trotz Candida-Infektionen wesentlich mehr Kohlenhydrate als andere. Es gibt Therapeuten, die generell nur eine Kohlenhydratmenge von 100 Gramm pro Tag empfehlen. Solche Zahlen sind Phantasiezahlen und sollten nicht verallgemeinert werden. Der eine verträgt 150 Gramm pro Tag, ein anderer lediglich 25 Gramm. Es gibt sogar Patient(inn)en, die mit einer »Steinzeitdiät« am besten fahren, die ausschließlich aus Fleisch, Fisch und Gemüse besteht (kein Obst, keine Getreideprodukte). Anscheinend werden bei diesen Personen auch die in Vollkorn enthaltenen komplexen Kohlenhydrate rasch in einfache Kohlenhydrate umgewandelt, was dann wieder dem Pilz zugute kommt.

Speiseplan für eine Woche hefefreie Kost

	morgens	mittags	zwischen-durch	abends
Montag	gekochtes Ei, Sauerteigbrot, Kaffee, Butter	Thunfisch mit Zitrone, Joghurt, Dill, Kopfsalat, Apfel	Käse, Karotten	Putenfleisch, Maiskolben, gedünsteter Spinat, Erdbeeren
Dienstag	Haferflocken Milch	Schweizer Käse, Tomate, Birne, frischgepreßter Gemüsesaft	Nußmus, Matzen(das hefefreie Brot, das die Juden beim Passahfest essen)	Fischfilet, Kartoffelbrei, gedünstete Karotten, Pfirsich
Mittwoch	gekochtes Ei, hefefreies Knäckebrot, Banane	frische Linsensuppe, frischer Salat, Vollkorngebäck, Orange	Quark, Apfelmus	Lammkotelett, Buchweizen, Brokkoli, Bratapfel
Donnerstag	Joghurt, Getreideflokken, frisches Obst	Naturreis, kalter Hackbraten, Gemüsesalat, frisches Obst	Selleriesalat oder gedünster Sellerie, Matzen	Gemüseratatouille aus Auberginen, Tomaten und grün. Paprika, Mozzarella, Vollkornnudeln
Freitag	Buchweizenbrei, Rührei, Orange	Fischsuppe, Tomatensalat, Ananas	Joghurt, frische Frucht	Garnelen mit Knoblauch, Brechbohnen Kartoffeln, Pflaumenkompott
Samstag	ungezuckertes Müsli, Banane, Sojamilch	frischer Lachs, Sauerteigbrot, Salat	Maiskolben, Butter	Flunder, Reis, Tomatengemüse
Sonntag	Vollkorn-Pfannkuchen, ungezuckertes Apfelmus	Quark, Pfirsich Matzen, Blattsalat	hausgemachtes Gebäck ohne Zucker	Brathuhn, Pellkartoffeln, Rote Bete, Bananenquark

Hefefrei essen – muß das wirklich sein?

Bedenklich stimmt die Tatsache, daß der schottische Wissenschaftler McKenzie bei Morbus-Crohn-Patient(inn)en erhöhte Antikörperwerte gegen Bierhefe (Saccharomyces cerevisiae) fand. Sein Kollege G.R. Barclay beobachtete außerdem, daß sich die Beschwerden bei Morbus-Crohn-Patient(inn)en verschlimmern, wenn sie regelmäßig Bierhefe zu sich nehmen. Der Mikrobiologe Dr. Reinhard Hauss aus Eckernförde entdeckte bei Bierhefe ähnliche Adhärenzfaktoren wie bei Candida. Mit anderen Worten: Bierhefe haftet möglicherweise ebenso gut an der Darmwand wie Candida. Und: Bierhefe kann wie Candida albicans bei Mangelversorgung mit Kohlenhydraten fadenförmige Hyphen ausbilden, wie der US-Wissenschaftler Gerald Fink vom Whitehead Institute vor kurzem bestätigte, die dann womöglich auch in die Darmwand eindringen könnten. Der amerikanische Wissenschaftler Raymond Podzorski stellte fest, daß Bierhefezellen ebenso wie Candida-Hefen in der Lage sind, eine Substanz namens Mannan abzusondern, die die Produktion von Immunzellen lahmlegen kann. Außerdem weiß man seit Jahrzehnten, daß Bierhefe genau wie Candida in der Lage ist, bei Mangel an bestimmten Nährstoffen Fäden auszubilden, die unter Umständen durchaus ins menschliche Gewebe hineinwachsen können. Und schließlich ist bekannt, daß Candida und Bierhefe sich miteinander verbinden und dabei Bestandteile ihres Erbmaterials austauschen können. Auf diese Weise könnte Bierhefe also genauso gefährlich werden wie Candida.

Aus den Ergebnissen kann man schließen, daß die normalerweise als harmlos eingeschätzte Nahrungshefe, die auch im Brot und in vielen Vitamin- und Spurenelementpräparaten enthalten ist, ebenfalls zum Krankheitserreger oder zumindest zur Belastung für den menschlichen Organismus werden kann.

Leider wird diese mögliche Belastung von sehr vielen Mediziner(inne)n immer noch enorm unterschätzt, obwohl die Erfahrung zeigt, daß sich die Beschwerden von Candida-Patient(inn)en nach Verzehr von Brot, Bier und anderen hefehaltigen Produkten dramatisch verschlimmern können. Wir bleiben bei unserer dringenden Empfehlung, im Rahmen der Anti-Candida-Behandlung keine hefehaltigen Produkte zu sich zu nehmen, also kein hefehaltiges Brot, kein Bier, keine hefehaltigen Kuchen und Kekse und keine hefehaltigen Würzmittel.

Während der Behandlung mit antimykotischen Medikamenten oder Natur-heilmitteln, die die Hefepilze abtöten oder zurückdrängen sollen, ist es sehr wichtig, dem Darm anstelle der Hefen gutartige Keime zuzuführen, die sozusagen die frei werdenden Plätze im Ökosystem Darm besetzen und so verhindern, daß sich die Pilze bei nächster Gelegenheit wieder hemmungslos ausbreiten. Von einigen Bakterienarten ist bekannt, daß sie der Vermehrung von Candida albicans und anderen schädlichen Keimen entgegenwirken, aber selbst keine Krankheiten beim Menschen auslö-sen. Es sind vor allem:

Bifidobakterien: Laut Studien japanischer Wissenschaftler und Aussa-gen des verstorbenen Hamburger Mykologen Hans Rieth können diese normalerweise im gesunden Dickdarm vorkommenden Bakterien die Aus-breitung von Candida deutlich hemmen. Empfehlenswert ist die Ein-nahme von Bifidobakterien bei Candida-Infektionen ohnehin, um die ge-schädigte Darmflora wieder aufzubauen (am besten hochdosierte ameri-kanische Präparate wie Bifido Factor). Milchallergiker sollten milchfreie Bifidopräparate wie Pro-Bifidonate nehmen (Bezugsquelle siehe An-hang).

Lactobacillus acidophilus: Die candidahemmende Wirkung dieser nützlichen Darmbakterienart hat sich in vielen Studien erwiesen. Grund: Die Bakterien produzieren Milchsäure und andere Substanzen, die der Ausbreitung von Candida entgegenwirken. Leider sind im Darm von Can-dida-Patient(inn)en oft viel zuwenig Laktobazillen vorhanden. Deshalb empfehle ich die regelmäßige Einnahme dieser Bakterien (am besten hochdosierte amerikanische Präparate wie Superdophilus oder für Aller-giker die milchfreien Präparate MFA und Pro-Bionate; Bezugsquelle siehe Anhang).

Escherichia coli: Diese auch als Kolibakterien bekannten Keime sind bei gestörter Darmflora häufig noch ausreichend vorhanden. Dann besteht meines Erachtens kein Bedarf, sie von außen zuzuführen, zumal Koli-bakterien auch Krankheiten verursachen können. Wird allerdings im Labor festgestellt, daß die Keimzahl eindeutig zu niedrig liegt, kann die Einnahme von Kolibakterien sinnvoll sein. Wie Sie vielleicht aus eigener Erfahrung wissen, verschreiben viele deutsche Ärzte bevorzugt Kolipräparate. Sie dienen jedoch weniger der Regeneration der Darm-flora als der Stimulierung des Immunsystems. Dagegen ist im Prinzip wenig einzuwenden, da bei Candida-Erkrankungen eine Anregung der Immuntätigkeit wichtig ist. Leider wird aber darüber oft vergessen, daß die Laktobazillen- und Bifidobakterienflora viel mehr geschädigt ist und dringend durch Einnahme entsprechender Präparate »aufgeforstet« werden müßte.

Immunstärkung

Ein Candida-Befall läßt immer den Rückschluß auf eine Schwächung des Immunsystems zu, egal, ob diese Schwächung den Organismus für Candida anfällig gemacht hat oder ob die Candida-Infektion selbst das Immunsystem geschwächt hat. Es ist in jedem Fall sinnvoll, das Immunsystem durch entsprechende Behandlung zu stärken. Eine Reihe dazu geeigneter Mittel kann man als Patient(in) ohne Bedenken selbst einnehmen, andere sollten vom Arzt verordnet und ihre Einnahme ärztlich überwacht werden.

Zur Selbstbehandlung eignen sich folgende Vitamine und Mineralstoffe sowie pflanzliche Immunstimulantien. Bitte achten Sie bei der Einnahme darauf, daß es sich um hefefreie und hypoallergene, also ohne chemische Zusatzstoffe hergestellte Präparate handelt (Bezugsquellen siehe Anhang).

- Betakarotin (ca. 25.000 Internationale Einheiten, I.E., täglich)
- Vitamin-B-Komplex (das Präparat sollte hefefrei sein)
- Vitamin C als Calciumascorbat (ca. 2 bis 8 g täglich)
- Vitamin E (ca. 400 bis 1200 Internationale Einheiten täglich)
- Selen (ca. 100 μg täglich)
- Echinacea (ein pflanzliches Mittel zur Immunanregung)
- Eleutherococcus (ebenfalls ein pflanzliches Mittel zur Immunanregung)
- Fischöl mit hohem Anteil an Eicosapentaensäure (Bezugsquelle siehe Anhang)
- Nachtkerzenöl mit hohem Anteil an Gammalinolensäure (Bezugsquelle siehe Anhang)
- Außerdem sollten Sie regelmäßig ein gutes hefefreies Multivitamin- und Mineralpräparat einnehmen.

In schwereren Fällen kommt eine Behandlung mit den folgenden Methoden und Präparaten in Frage. Sie sollten unter ärztlicher Aufsicht eingesetzt werden: Eigenblutbehandlung, Sauerstoffmehrschritt-Therapie,

Ozontherapie, Hämatogene Oxidationstherapie, Thymuspräparate, Immunglobuline, Interferon und andere immunstärkende Präparate wie Pascotox, Solcosplen, Cortiglanden, Engystol, Colobiogen, Grippheel und Faktor AF-2.

Die Therapie bei Umweltbelastungen

Amalgamplomben entfernen: Alle Amalgamfüllungen lassen sich ohne weiteres durch andere Füllungsmaterialien ersetzen, zum Beispiel durch Gold- oder (billiger) Kompositfüllungen und Komposit-Inlays (diese werden ebenso wie Goldfüllungen beim Zahntechniker individuell gefertigt, damit sie genau passen). Wenn Amalgamplomben entfernt werden, sollte man vor, während und nach der Entfernung Chelatbildner, Selen und reichlich Vitamin C nehmen, um die Quecksilberbelastung des Organimus durch das beim Ausbohren frei werdende Quecksilber gering zu halten. Als Vorbeugung gegen Karies insbesondere bei Kindern ist nach Angaben des kalifornischen Zahnarztes Dr. D.C. Kennedy aus San Diego eine regelmäßige Zahnversiegelung im Abstand von fünf Jahren sinnvoll.
Candida bekämpfen: Da die Pilze im Körper vermutlich in der Lage sind, anorganisches Quecksilber in biologisch aktives (also für den Körper weit gefährlicheres) Quecksilber umzuwandeln, sollten sie gründlich bekämpft werden.
Quecksilber durch Chelatbildner ausleiten: DMPS, eine Substanz, die sich im Körper mit Quecksilber zu einer festen Verbindung (Chelat) zusammenschließt, kann bei regelmäßiger Einnahme (oder Infusion) das im Organismus gespeicherte Quecksilber nach und nach abbauen und zur Ausscheidung bringen. Allerdings wird zunächst nur das Quecksilber abtransportiert, das sich außerhalb der Zellen befindet. Nach einiger Zeit verteilt sich das innerzelluläre Quecksilber um, so daß es zum Teil aus den Zellen hinausgelangt. Deshalb können drei bis sechs DMPS-Behandlungen in Abständen von vier Wochen sinnvoll sein (acht Wochen lang jeweils am ersten Tag der Woche dreimal 100 mg DMPS über den Tag verteilt einnehmen, dann vier Wochen Pause einlegen), um nach und nach auch den Quecksilberspiegel in den Zellen zu senken.
Selen neutralisiert Quecksilberbelastungen: Die regelmäßige Einnahme von Selen kann die Immunbelastung durch im Körper vorhandenes Quecksilber deutlich reduzieren. Das ergab eine Studie des Münch-

ner Arztes Dr. P. Schleicher, bei der die Patient(inn)en täglich 300 µg Selen bekamen. Slowenische Bergarbeiter, die neben extrem hohen Quecksilbermengen aufgrund der Beschaffenheit des abgebauten Gesteins gleichzeitig auch viel Selen aufnehmen, leiden kaum unter Quecksilbervergiftungen. Wahrscheinlicher Grund: Selen verbindet sich mit Quecksilber zu einem Quecksilber-Selenid-Komplex, der für den Körper nicht mehr schädlich ist. Hefepilzerkrankte sollten darauf achten, daß das Selenpräparat, das sie nehmen, hefefrei ist (Bezugsquellen siehe Anhang). Wenn man Quecksilber durch Chelatbildner ausleiten will, sollte man Selen erst im Anschluß an die Chelattherapie einnehmen, da die Selen-Quecksilber-Komplexe von den Chelatbildnern nicht ausgeleitet werden.

Vitamin C hilft bei der Ausleitung von Quecksilber: Vor, während und nach einer Entfernung von Amalgamfüllungen sollte man regelmäßig Vitamin C in hohen Dosen (5 g täglich als Calciumascorbat, nicht als Ascorbinsäure, sonst droht Durchfall; Bezugsquelle im Anhang) nehmen. Vitamin C fördert die Tätigkeit zahlreicher Körpervorgänge und hilft bei der Entgiftung.

Ausleitung mit homöopathischen Mitteln: Falls eine Schwermetallbelastung vorliegt, ist es oft hilfreich, die Ausleitung durch homöopathisch potenzierte Schwermetalle (Potenz D4) zu unterstützen.

Ganzheitliche Allergiediagnose und -behandlung

Wer mit Candida infiziert ist, leidet häufig gleichzeitig unter multiplen Allergien, also unter übertriebenen Reaktionen des Immunsystems auf bestimmte Substanzen. Was zuerst da war, der Pilz oder die Allergie, läßt sich oft schwer klären. Fest stehen jedoch zwei Dinge: Einerseits vergrößert eine Allergie, die ja Ausdruck einer Immunstörung ist, die Gefährdung durch Pilzinfektionen, da sie die angemessene Reaktion des Immunsystems auf Pilze und andere Erreger und Schadsubstanzen behindert. Und andererseits erhöht eine Candida-Infektion ganz erheblich das Risiko, daß allergische Reaktionen auftreten.

Muß deshalb grundsätzlich neben Antipilzbehandlung, Diät etc. auch eine Allergiebehandlung durchgeführt werden? Nicht in jedem Fall, denn oft gehen die allergischen Symptome wie von selbst zurück, sobald Candida erfolgreich bekämpft wird – wohl durch die damit verbundene Entlastung des Immunsystems. In vielen Fällen aber bleibt die allergische Symptomatik bestehen, so daß trotz der Abtötung der Pilze keine echte Verbesserung des Befindens erreicht wird. Hier kann eine zusätzliche Allergiebehandlung sinnvoll sein, zum einen, um den Zustand des Patienten weiter zu verbessern, zum anderen, um das Immunsystem so umzustimmen und zu entlasten, daß es angemessener auf die Angriffe durch Candida reagieren kann. In der Tat habe ich oft erlebt, wie die Symptome erst nach einer Allergiebehandlung entscheidend zurückgingen. Folgende Behandlungsalternativen stehen zur Verfügung:

Intrakutane Quaddeltestung und Desensibilisierung: Mit diesem Verfahren arbeiten wir in unserer Praxis seit vielen Jahren erfolgreich. Dem Patienten werden dabei winzige Mengen möglicher Allergene in absteigenden Verdünnungen in die Haut injiziert. Entsteht an der Einstichstelle eine auffällig große gerötete und typischerweise verhärtete Quaddel, liegt eine Allergie gegen den betreffenden Stoff vor. Die Verdünnung, bei der die Quaddelbildung nicht mehr stattfindet, eignet sich auch zur Neutralisierung der Allergie, denn beim Einbringen dieser Verdünnung unter die Haut hören interessanterweise auch sonstige allergische Symptome wie Atemnot, Nervosität, plötzliche Übelkeit etc. in der Regel schlagartig auf. Wir verschreiben unseren Patient(inn)en die auf diese Weise gefundenen Neutralisierungsdosen für die Selbstbehandlung in den folgenden Monaten, um die Allergie schrittweise zu desensibilisieren. Früher ließen wir die Patient(inn)en sich ihre Neutralisierungsallergene selbst mit feinen Insulinspritzen injizieren; heute empfehlen wir in der Regel eine orale Desensibilisierung, also die völlig unproblematische Einnahme durch den Mund.

Wir möchten betonen, daß die hier beschriebene Desensibilisierungsmethode im Testverfahren sich nicht von dem der schulmedizinischen Allergologie unterscheidet. Auch hier wird zuerst eine Neutralisierungsdosis ermittelt, die tatsächlich die Symptome zum Abklingen bringt. Jedoch bleiben wir bei unserer Behandlung auf dem Endpunkt und erhöhen nicht die Allergendosis, um den Körper daran zu »gewöhnen«. Unser Weg ist schonender, und es kommt dabei fast nie zu gefährlichen allergischen Reaktionen. Das Immunsystem wird sozusagen »stillgelegt«, damit es sich erholen kann.

Für Kinder – der orale Allergietest: Da man Kindern das Injizieren der vielen Allergene in die Haut nicht zumuten kann, führen wir bei ihnen orale Tests durch, bei denen die mutmaßlichen Allergene tropfenweise

116

unter die Zunge gegeben werden. Gleichzeitig müssen die Symptome der Kinder (Hautrötung, Juckreiz, Hyperaktivität, plötzliche Aggressivität oder auch Mattigkeit und anderes) genau beobachtet werden. Auch hierbei wird dann die Neutralisierungsdosis (bei der die Allergiesymptome abklingen) ermittelt und zur Weiterbehandlung in der Familie verordnet.

Der Pulstest nach Arthur Coca: Dies ist eine einfache Methode, mit der man selbst testen kann, ob man gegen etwas allergisch ist. Man mißt zunächst öfter den Ruhepuls und prüft dann, ob sich nach Verzehr bestimmter Nahrungsmittel, nach Betreten bestimmter Räume, nach Kontakt mit bestimmten Gerüchen oder Substanzen der Puls deutlich beschleunigt. Ist dies der Fall, liegt vermutlich eine Allergie vor. Am besten mißt man den Puls mehrmals in verschiedenen zeitlichen Abständen nach Kontakt mit dem mutmaßlichen Allergieauslöser, da Allergien sich erst nach einiger Zeit (bis hin zu mehreren Stunden) bemerkbar machen können. Die entsprechenden Allergieauslöser versucht man in Zukunft weitgehend zu vermeiden.

Bluttests: Mittels verschiedener Bluttests läßt sich zeigen, ob das Immunsystem auf bestimmte Stoffe allergisch (mit der vermehrten Produktion von Antikörpern) reagiert oder nicht. Vorteil dieser Tests: Sie sind leicht durchführbar und beeinträchtigen den Patienten wenig. Nachteil: Sie sind nicht immer sehr genau.

Energetische Tests und energetische Behandlung: Viele Therapeuten setzen heute sogenannte energetische Testverfahren ein, zum Beispiel Elektroakupunktur, Mora-Test oder Kinesiologie. Bei diesen Verfahren werden angeblich feine energetische Veränderungen im Körper des Patienten gemessen, wenn er einer bestimmten Substanz ausgesetzt ist. Anschließend werden diese feinen Energien mit Spezialverfahren »ausgeglichen« oder »harmonisiert«. Ich selbst habe damit keine Erfahrung, habe aber des öfteren von Patient(inn)en gehört, denen auf diese Weise geholfen wurde.

Auslaßdiät: Mit dieser Methode lassen sich Nahrungsmittelallergene aufspüren. Man läßt eine Zeitlang alle verdächtigen Nahrungsmittel weg und führt sie dann nach und nach wieder in die Ernährung ein. Falls dabei Allergiesymptome auftreten, sollte man das betreffende Nahrungsmittel erst einmal längere Zeit nicht essen. Nach einigen Monaten kann man probieren, gelegentlich geringe Mengen davon zu essen.

Rotationsdiät gegen Nahrungsmittelallergien: Diese Ernährungsform ist von amerikanischen Umweltmedizinern entwickelt worden und beruht auf der Erkenntnis, daß Menschen, die auf Nahrungsmittel allergisch reagieren oder bestimmte Speisen nicht vertragen, oft kaum Beschwerden haben, wenn sie diese Speisen nur selten oder in relativ geringen Einzelportionen essen. Bei der Rotationsdiät bemüht man sich, alle Nahrungsmittel und Nahrungsmittelgruppen (etwa bestimmte botanische oder zoologische Familien) in viertägigem Rhythmus zu essen, also zum Beispiel heute zum Frühstück Haferflocken, dann aber erst wieder in vier Tagen. Bei der Rotationsdiät gelten folgende Grundsätze:

• Auf Nahrungsmittel, gegen die erwiesenermaßen eine Allergie besteht, sollte man zunächst verzichten.
• Jedes einzelne Nahrungsmittel wird nur alle vier Tage gegessen.
• Nahrungsmittel aus der gleichen Familie (etwa Zucchini und Tomaten – beides Nachtschattengewächse) stehen an einem Tag gemeinsam auf dem Speiseplan, dann wieder mehrere Tage nicht.
• Man ißt bei jeder Mahlzeit möglichst wenig verschiedene Nahrungsmittel (etwa vier bis sechs), um den Überblick über mögliche allergische Reaktionen zu behalten.
• Industrielle Fertigprodukte aus vielen Bestandteilen, die überdies oft chemische Zusätze enthalten (Packungsaufschrift zeigt das deutlich), werden vermieden.
• Der Abstand zwischen den Mahlzeiten sollte mindestens vier Stunden betragen, damit man verspätete allergische Reaktionen besser beobachten kann.
• Das Essen sollte möglichst vollwertig sein: kein Weißmehl, statt weißem Zucker alternative Süßungsmittel wie Birnendicksaft, Malz oder Ahornsirup (bei Candida-Infektionen auch diese nicht), möglichst viel frisch zubereitete, weitgehend naturbelassene Nahrung.
• Man verwende so oft wie möglich Nahrungsmittel aus kontrolliertem biologischem Anbau, um zusätzliche Belastungen durch Schadstoffe zu vermeiden.

Das hilft bei Neurodermitis: Bei diesem Krankheitsbild können neben den bereits erwähnten Behandlungsansätzen UV-Bestrahlungen und die regelmäßige Einnahme von gammalinolensäurehaltigen Präparaten helfen (Nachtkerzenöl, Borretschöl; Bezugsquelle für hochdosierte Präparate siehe Anhang).

Laktase bei Milchunverträglichkeit: Wenn Menschen keine Milch vertragen, liegt es oft daran, daß ihr Körper nicht die zur Verdauung von

Milch erforderlichen Enzyme produziert, vor allem Laktase. Ein Laktase-mangel läßt sich durch Einnahme dieses Enzyms ausgleichen (Bezugs-quelle siehe Anhang).

Die Behandlung von Nagelpilz

Bei Nagelpilz sind in etwa 20 Prozent der Fälle Hefepilze beteiligt, aber auch andere Pilzarten (Dermatophyten) wie Trichophyton rubrum und Trichophyton mentagrophytes. Die Nägel verfärben sich gelblich, werden brüchig und verformen sich. Viele Menschen leben jahrelang mit den verunstalteten Nägeln, ohne etwas dagegen zu unternehmen; Leute, die oft in Gummistiefeln arbeiten (zum Beispiel Landwirte), halten sie oft für eine gottgegebene Berufskrankheit. Der Grund, daß Nagelpilz oft sehr lange einfach ignoriert wird, liegt zum einen in der Hartnäckigkeit der Erkrankung, zum anderen daran, daß die dadurch verursachten Beschwerden meist relativ gering sind. Häufig bestehen die Nagelinfektio-nen viele Jahre oder Jahrzehnte und greifen doch das umliegende Gewe-be kaum an, rufen auch anders als Bakterien keine eitrigen Entzündungen hervor (vermutlich, weil diverse Pilze in der Lage sind, das Immunsystem des Menschen und auch die Entzündungsreaktion zu unterdrücken).
Ich bin der Ansicht, daß Nagelinfektionen eine chronische Beeinträch-tigung des Immunsystems sind und auf jeden Fall gründlich behandelt werden sollten, auch wenn die Therapie etwas umständlich und langwie-rig ist. Bei der Behandlung von Pilzinfektionen der Nägel gibt es zunächst einmal die Möglichkeit der lokalen Therapie. Sie dauert viele Monate, da der nachwachsende Nagel vor Neuinfektionen geschützt werden muß. Wie schwierig die Therapie ist, läßt sich daran ablesen, daß früher die Behandlung mit Salben oder Pflasterverbänden nur zu etwa 50 Prozent erfolgreich war, außerdem kam es in rund 30 Prozent der Fälle zu Rück-fällen. Selbst wenn man den Nagel gleichzeitig entfernte, waren die Er-gebnisse kaum besser.
Wesentlich wirkungsvoller scheinen zwei neue Medikamente (**Amorol-fin** und **Ciclopiroxolamin** zu sein, die als Nagellack (Markenbezeich-nung: Loceryl® oder Batrafen®) aufgetragen werden und sowohl gegen Dermatophyten als auch gegen Candida-Pilze helfen. Der Lack ist farb- und geruchlos und versiegelt die befallenen Nägel. Die früheren Probleme mit nässenden Salben und Pflastern entfallen; Frauen können während

der Behandlung sogar zusätzlich farbigen Nagellack auftragen. Ersten Ergebnissen zufolge scheint die konsequente Behandlung mit diesen Mitteln in etwa 60 Prozent der Fälle zur Heilung zu führen, auch wenn sie rein lokal angewendet wird. Bei weiteren 20 bis 30 Prozent der Patient(inn)en läßt sich mit den Medikamenten zumindest eine Besserung erreichen.

In vielen Fällen ist zusätzlich die Behandlung durch Wirkstoffe in Tablettenform (Itraconazol, Markenname Sempera®; Terbinafin, Markenbezeichnung Lamisil® u.a.) erforderlich, die über die Blutbahn bis in die befallene Nagelsubstanz hinein und natürlich auch in die (meist befallene) Haut darum gelangen. Dies ist besonders dann zu empfehlen, wenn das Nagelbett und der Nagelwurzelbereich stark infiziert sind. Da der Nagel sehr langsam nachwächst und der Neubefall des nachwachsenden Nagels unterbunden werden soll, müssen die systemisch wirkenden Mittel über längere Zeiträume (sechs bis neun Monate) eingesetzt werden, wofür logischerweise nur Wirkstoffe in Frage kommen, die in der Regel wenig Nebenwirkungen haben.

Wenig empfehlenswert – chirurgische Entfernung des Nagels: Dieser Eingriff ist nach meiner Erfahrung wenig sinnvoll und erhöht die Chancen der Ausheilung nicht. Er wird auch in der Fachliteratur heute kaum noch empfohlen, da sehr oft Rückfälle auftraten und Narben zurückblieben. Der Nagel wurde dabei unter örtlicher Betäubung entfernt, oft zunächst mit der Schere in zwei Hälften geschnitten, so daß die Seiten nach links und rechts abgeklappt werden konnten. Anschließend wurde das Nagelbett mit einem Löffel ausgeschabt, um möglichst viel an Pilzen und pilzbefallenem Gewebe zu entfernen. Danach wurden antimykotische Cremes etc. verordnet.

Besser – Abschleifen befallener Nägel bei der medizinischen Fußpflege: Es verbessert die Aussichten der medikamentösen Behandlung, wenn man zuvor die befallenen Nägel bei einer medizinischen Fußpflege möglichst weitgehend abschleifen läßt, ohne jedoch das darunter- und darumliegende Gewebe zu verletzen.

Griseofulvin: Dieses Mittel wird aus dem Pilz Penicillium griseofulvum isoliert und ist schon seit 1958 auf dem Markt. Es wirkt vor allem gegen verschiedene Hautpilze (Dermatophyten), nicht aber gegen Candida und Schimmelpilze. Es wird in der Regel oral als sehr feines Pulver eingesetzt und gelangt dabei auch in die äußeren Hautschichten, so daß es zum Beispiel bei Haut- und Nagelpilzerkrankungen ein weiteres Vordringen der Infektion verhindern kann.

Itraconazol: Dieses Mittel gelangt über die Blutwege bis in die Nagel-substanz hinein und kann deshalb zur Behandlung von Nagelpilz-infektionen von innen eingesetzt werden. Dafür muß es über mehrere Monate lang eingenommen werden (200 mg täglich). Es hat geringe Ne-benwirkungen. Kinder sollten das Mittel vorerst nicht erhalten, weil noch zu wenige Erfahrungen damit vorliegen.

Terbinafin: Dieser Wirkstoff zeigt ein breites Wirkspektrum gegen Pilze (Dermatophyten, Hefen, Schimmelpilze, Sporotrichon-, Blastomyces- und Histoplasma-Arten). Er hat praktisch keine Nebenwirkungen (außer bei schweren Lebererkrankungen), verbreitet sich ausgezeichnet im Ge-webe und reichert sich besonders in den obersten Hautschichten und den Nägeln an. Bei hartnäckigem Fußpilz und bei Nagelpilz kann die Therapie damit sehr sinnvoll sein, da das Mittel problemlos über Monate gegeben werden kann. Zu bedenken ist allerdings, daß Terbinafin gegen Candida weniger gut wirkt als gegen andere Hautpilze.

Wichtige Begleitmaßnahmen: Die antimykotische Behandlung genügt im allgemeinen nicht, um hartnäckige Fuß- und Nagelpilzinfektionen voll-kommen auszuheilen. Deshalb sollte man als Betroffene(r) weitere Maßnahmen ergreifen:

• Schuhe (insbesondere luft- und wasserdichte Arbeitsschuhe) nur einen Tag lang tragen, dann ein anderes Paar anziehen und das erste Paar gut austrocknen lassen.

• Baumwollsocken tragen und täglich wechseln.

• Schuhe und Socken öfter mit Nystatinpulver desinfizieren (Bezugs-quelle im Anhang).

• Mullstreifen in die Zwischenräume zwischen den Zehen legen und mehrmals täglich wechseln.

• Mit einer groben Nagelfeile die Nägel sehr kurz halten (aber nicht das Nagelbett verletzen!).

• Die Füße vor allem mit sauren oder pH-neutralen Syndets und Seifen reinigen, um den Säureschutzmantel der Haut nicht zu schädigen.

• Nach Abheilung der Infektion die Haut regelmäßig mit rückfettenden Mitteln eincremen.

Die Behandlung von Vaginalinfektionen

Die Behandlung von Scheideninfektionen (meist ist hier Candida der Verursacher) kann lokal oder auch durch Einnahme systemischer Mittel erfolgen:

Fluconazol: Hier genügt mitunter schon die einmalige oder auch mehrmalige Einnahme dieses systemisch wirksamen Mittels, um die Beschwerden zurückgehen zu lassen.

Ketoconazol: Dieses Mittel gelangt auch bei oraler Einnahme gut in die Vaginalschleimhaut und wirkt dort pilzabtötend. Deshalb wird es bei Vaginalinfektionen oft verschrieben.

Cervagyn: Diese Vaginalcreme enthält Lactobacillus acidophilus (Bezugsquelle siehe Anhang) und wird bei Pilzinfektionen der Scheide eingesetzt.

Glucosamin: Nach Erfahrungen des kanadischen Arztes Daniel Crisafi unterstützt dieser Aminozucker die Heilung bei allen Vaginalentzündungen (Vaginitis und Vulvovaginitis).

Parallel sollte sehr gründlich untersucht werden, ob gleichzeitig ein Befall des Darms vorliegt, denn verschiedene wissenschaftliche Studien haben gezeigt, daß bei Vaginalmykosen fast immer auch der Darm befallen ist. Dann ist eine erfolgreiche Therapie der Vaginalinfektion nur möglich, wenn der Darm ebenfalls behandelt wird, da sonst die Pilze immer wieder über den Damm vom After zur Scheide einwandern.

Die Behandlung von Hautmykosen (auch Windelpilz)

Hier werden meist zunächst örtlich wirkende Mittel eingesetzt. Bei nachgewiesenem Candida-Befall sollte man (insbesondere bei Kleinkindern) die nebenwirkungsarmen und gut gegen Hefen wirkenden Mittel **Amphotericin B, Natamycin** und **Nystatin** in Form von Cremes oder Salben verwenden. Diese Mittel bekämpfen praktisch nur die schädlichen Pilze und zerstören die Bakterienflora von Haut und Schleimhaut nicht. Ebenfalls sinnvoll bei Hautmykosen kann der lokale Einsatz von Azolderivaten sein, von denen es mittlerweile eine lange Reihe gibt: **Bifonazol, Clotrimazol, Econazol, Fenticonazol, Isoconazol, Ketoconazol, Miconazol, Oxiconazol, Tioconazol.** Auch das neue Antimykotikum **Naftifin** wirkt meist sehr gut bei Hautinfektionen. Außerdem werden **Ciclopiroxolamin, Amorolfin** und **Tolnaftat** (wirkt praktisch nur gegen Dermatophyten) eingesetzt. Von den »natürlichen« Substanzen können bei Hautinfektionen **Grapefruitsamenextrakt** und **Tanafem** helfen (Bezugsquelle siehe Anhang).

Aber auch systemisch wirksame Mittel können bei Hautmykosen angewendet werden:

Griseofulvin: Dieses Medikament reichert sich bei längerer Einnahme in den obersten Hautschichten an und wird deshalb bei Hautmykosen des öfteren gegeben.

Itraconazol: Diese Mittel hat nur geringe Nebenwirkungen und reichert sich stark in den obersten Hautschichten an. Deshalb ist es auch bei oraler Einnahme gut zur Behandlung von Hautmykosen geeignet. Selbst bei Hornhautinfektionen des Auges wird es eingesetzt. Da man mit der Behandlung von Kindern noch keine ausreichenden Erfahrungen hat, sollten sie dieses Medikament vorerst nicht nehmen.

Ketoconazol: Dieses Mittel wird bei Hautmykosen auch in Tablettenform gegeben, da es sich überall im Organismus verteilt.

Terbinafin: Dieses neue systemische Medikament hat kaum Nebenwirkungen und wirkt gut gegen ein breites Spektrum von Hautpilzen (allerdings weniger gut gegen Candida).

Die Behandlung von Windelpilz: Die meisten vom Windelbereich ausgehenden Hautkrankheiten bei Säuglingen (auch das seborrhoische Ekzem) hängen mit Candida-Infekten zusammen und lassen sich gut mit Nystatin (innerlich als Tropfen oder Suspension, äußerlich als Salbe) behandeln.

Außerdem muß auch hier geprüft werden, ob ein Darmpilzbefall vorliegt, und gegebenenfalls eine entsprechende Behandlung eingeleitet werden, sonst hat die örtliche Therapie wenig Aussicht auf Erfolg.

Die Behandlung von Mykosen der Harnwege

Fluconazol: Dieses Mittel ist bei Harnweginfekten zu bevorzugen, da es sich überall im Gewebe gut verteilt und geringe Nebenwirkungen hat. Es müssen über 14 bis 30 Tage je 50 bis 100 mg täglich eingenommen werden.

Nystatin: In flüssiger Form kann das Mittel zur Spülung der Harnwege eingesetzt werden (dazu wird steriles Nystatin-Pulver aufgelöst).

Amphotericin B: Dieses Medikament wird ebenfalls in flüssiger Form bei Blasenspülungen verwendet.

Auch bei Mykosen der Harnwege muß geprüft werden, ob eine Darminfektion vorliegt, und entsprechend behandelt werden, da sonst die örtliche Therapie wenig Erfolg verspricht.

Die Behandlung von Pilzinfektionen der Atemwege

Pilze können durch verschiedene Mechanismen in die Atemwege gelangen: durch Verschlucken oder Weiterwandern aus dem Mund-Rachen-Raum (besonders Candida albicans), durch Einatmen (besonders Aspergillus-Arten) oder über die Blutbahn (hauptsächlich Candida albicans). Schwerwiegende Pilzinfektionen von Bronchien und Lunge kommen fast nur bei immungeschwächten Personen vor.

Die Diagnose erfolgt durch Untersuchung des Bronchialsekrets. Zur örtlichen Inhalationstherapie verwendet man:

Amphotericin B in Form der sterilen Lösung; am besten gibt man es zusammen mit sekretverflüssigenden Mitteln.

Nystatin: In flüssiger Form kann das Mittel für die Inhalation eingesetzt werden (dazu wird steriles Nystatin-Pulver aufgelöst).

Ansonsten erfolgt die Behandlung ähnlich wie bei systemischen Mykosen (siehe unten). Wenn eine Infektion so weit fortgeschritten ist, ist mit hoher Wahrscheinlichkeit auch der Magen-Darm-Trakt infiziert und muß entsprechend behandelt werden.

Die Behandlung von systemischen Mykosen

Zur Behandlung von systemischen Pilzerkrankungen stehen nur relativ wenige Wirkstoffe zur Verfügung. Dies sind:

Amphotericin B und Flucytosin (kombiniert): Diese älteste Therapieform für systemische Mykosen gilt nach wie vor als optimal (der »Goldstandard« der Therapie). **Amphotericin B** wurde aus der Bakterienart Streptomyces nodosus isoliert und wirkt gegen Candida-, Blastomyces-, Histoplasma-, Cryptococcus-, Coccidioides-, gegen eine Aspergillus- sowie gegen Mucor-Arten. Wenn man das Mittel oral einnimmt, gelangt nur wenig davon ins Gewebe und in die Blutbahn. Des-

halb ist es bei oraler Einnahme am besten zur Behandlung von Darm-
mykosen geeignet. Um systemisch zu wirken, muß Amphotericin B intravenös als Infusion (also per Tropf) gegeben werden, was in der Regel nur
im Krankenhaus möglich ist. Es hat bei oraler Einnahme wenige Nebenwirkungen, bei Infusion allerdings erhebliche, die man aber, wenn es um
die Behandlung lebensgefährdender Pilzinfektionen geht, in Kauf nehmen
muß. Amphotericin B sollte zunächst bis zur deutlichen Besserung der
Beschwerden und dann noch mindestens vier Wochen länger gegeben
werden, um Rückfällen vorzubeugen. In Kombination mit **Flucytosin**
sind die Therapieaussichten besser, außerdem kann die Dosis von Amphotericin B reduziert und zum Teil durch das weniger nebenwirkungsreiche Flucytosin ersetzt werden. Flucytosin wirkt gegen Candida-,
Cryptococcus-, Chromomyces- und einige Aspergillus-Arten. Anders als
Amphotericin B kann es bei systemischen Pilzinfektionen oral eingenom-
men werden und verteilt sich dann rasch im gesamten Gewebe bis ins
Bronchialsekret. Flucytosin wird bei schweren systemischen Mykosen
zunächst intravenös und nach Besserung der Symptome oral gegeben.
Während der Behandlung mit diesen beiden Medikamenten müssen das
Blutbild und die Leberwerte ständig überwacht werden, um Schäden an
Nieren und Leber vorzubeugen.

Fluconazol: Dieses Mittel wirkt gegen Candida-Arten, Cryptococcus
neoformans, Aspergillus-Arten, Blastomyces dermatitidis, Coccidioides
immitis und Histoplasma capsulatum. Es kann oral oder intravenös gegeben werden und erreicht bei beiden Verabreichungsformen das Gewebe
und die inneren Organe sehr gut. Fluconazol gelangt auch in den Speichel, in das Bronchialsekret und überwindet sogar die Blut-Gehirn-
Schranke. Da es sehr lange im Blut und im Gewebe verbleibt, braucht
man es in leichteren Fällen nur einige wenige Male in Abständen von
mehreren Tagen zu nehmen. Bei schweren Organmykosen (etwa Candida-Infektionen innerer Organe, Cryptococcen-Meningitis und anderen
Infektionen des Zentralnervensystems) muß es allerdings vier bis zwölf
Wochen eingesetzt werden.

Itraconazol: Dieses Medikament wirkt gegen sehr viele Pilzarten: Dermatophyten, Hefen, biphasische Pilze, Schimmelpilze, insbesondere auch
bei Cryptococcus-, Blastomyces-, Histoplasma-, Coccidioides-,
Sporotrichon- und Aspergillus-Arten. Es verteilt sich bei oraler Einnahme
sehr gut im Blut und im Gewebe. Itraconazol sollte aber unbedingt nach
den Mahlzeiten eingenommen werden, weil dann wesentlich mehr

davon ins Gewebe gelangt als bei nüchterner Einnahme. Das Mittel hat sehr geringe Nebenwirkungen und wird erfolgreich bei den verschiedensten systemischen Mykosen eingesetzt, unter anderem bei schweren Candida-Infektionen. Kindern sollte es nicht verabreicht werden, weil damit noch keine ausreichenden Erfahrungen vorliegen.

Ketoconazol: Dieses Mittel wirkt gegen Hefen und eine ganze Reihe anderer Pilzarten (Ausnahmen: Microsporum- und Aspergillus-Arten). Es hat relativ geringe Nebenwirkungen, erst bei längerer Anwendung kann es gelegentlich zu Leberbelastungen und anderen schweren Nebeneffekten kommen. Ketoconazol wird gegen Organ- und Systemmykosen eingesetzt (ausgenommen bei Aspergillom und Pilzinfektionen des Zentralnervensystems). Während der Mahlzeit genommen, wirkt es am besten.

Miconazol: Wirkt gegen ein breites Spektrum von Pilzen, unter anderem gegen Hefen und Schimmelpilze. Die Nebenwirkungen sind recht gering. Wird bei systemischen Mykosen intravenös gegeben.

Terbinafin: Dieses neue systemische Antimykotikum hat kaum Nebenwirkungen und ist (in Tablettenform) bei einer Vielzahl von systemischen Infektionen einsetzbar.

Daneben sind auch bei systemischen Pilzinfektionen alle Maßnahmen sinnvoll, die bei der Therapie von Magen-Darm-Erkrankungen erwähnt sind, etwa zucker- und hefefreie Diät, Regeneration der Darmflora, Immunstärkung etc.

»Das ist bei Ihnen bloß psychisch!«

Ute B. (32) ist seit zwei Jahren krank. Sie leidet unter Bauchschmerzen, Blasenstörungen, Afterjucken, Analfissuren (entzündliche Risse am After), Brennen und Juckreiz in der Scheide, schließlich an totalem Schamhaarausfall. Anfangs vermuteten die Ärzte eine Herpesinfektion und behandelten vergeblich mit Aciclovir. Dann kam eine lange Zeit, in der die Beschwerden allein auf die »Psyche« geschoben wurden. Eilfertig verordnete Beruhigungsmittel halfen jedoch nicht. Als sie wieder einmal unter starken Bauchschmerzen und Koliken litt, wurde eine Blinddarmoperation durchgeführt. Doch auch das brachte keine Besserung der Beschwerden. Sie hatte weiterhin Schmerzen an den Genitalien, dann kam ein Hautausschlag am Unterbauch hinzu, der in einer Universitätsklinik mit Laser behandelt wurde. Als das nicht half, griff man erneut auf die Diagnose »psychisch« zurück.
Bevor die Patientin schließlich zu uns kam, war sie insgesamt bei etwa 30 Ärzten gewesen, von denen kein einziger (!) nach Pilzen gefahndet hatte. Diese Nachlässigkeit ist leider immer noch oft bei Schulmedizinern zu finden. Unsere Stuhl- und Antikörperuntersuchungen ergaben hohe Belastungen durch Hefepilze; wir leiteten eine Candida-Therapie ein. Mittlerweile geht es der Patientin gut, und auch die Schamhaare wachsen wieder nach.

Kann Psychotherapie dennoch helfen?

Ich kenne viele Candida-Patient(inn)en, die wie die soeben vorgestellte irgendwann von einem ratlosen Arzt ungefähr folgendes zu hören bekamen: »Das ist alles bloß psychisch bei Ihnen – ich verschreibe Ihnen jetzt erst mal Valium zur Beruhigung, aber langfristig sollten Sie überlegen, ob eine Psychotherapie für Sie nicht das beste wäre.« Eine nichtssagende Verlegenheitsdiagnose, mit der der konsultierte Arzt die weitere Verantwortung für die »schwierigen« Patienten gut von sich wegschieben kann. Tatsächlich ging es manchen Betroffenen etwas besser, wenn sie einen Psychotherapeuten aufsuchten, denn immerhin hört er ihnen im Gegensatz zu den Ärzten in aller Ruhe zu. Von einem entscheidenden Behandlungserfolg allein durch Psychotherapie habe ich allerdings nie gehört – womit ich aber nicht völlig ausschließen will, daß so etwas möglich ist. Wir möchten noch einmal ausdrücklich davor warnen, Candida-Betroffene voreilig als Simulanten, Hypochonder, eingebildete Kranke oder Fälle für den Psychiater abzustempeln, wie es leider so oft geschieht. In vielen Fällen heißt das, ihnen eine sachgerechte Antipilz-behandlung und damit die Chance auf rasche Besserung vorzuenthalten. Aber die Problematik kann noch eine andere Seite haben. Es gibt einige plausible Verbindungen zwischen Candida-Erkrankungen und Psyche:

• Seelische Belastungen (etwa durch psychische Verletzungen in der Kindheit) bedeuten ständigen Streß für das Immunsystem, könnten es folglich schwächen und so den Boden für eine Candida-Besiedlung vor-bereiten. Anders gesagt: Wer seelisch aus dem Gleichgewicht gerät, bei dem könnte auch das ökologische Gleichgewicht des Darms eher gestört werden.
• Viele Menschen trösten sich über einen Mangel an Liebe und Zu-wendung durch reichlichen Verzehr von Süßigkeiten hinweg – ideale Nahrung für Candida.
• Frauen, die regelmäßig unter Pilzinfektionen der Vagina leiden, könn-ten daraus einen »Krankheitsgewinn« ziehen, falls sie aus irgendeinem Grund (etwa sexuellen Traumatisierungen oder sexualfeindlicher Erziehung) den Geschlechtsverkehr vermeiden wollen.
• Menschen, die sich aus tiefsitzenden Ängsten nicht an die Verarbeitung schrecklicher oder sonstwie belastender Ereignisse aus ihrer Vergan-genheit wagen, könnten die Candida-Erkrankung vorschieben, um sich und anderen zu beweisen, daß ihre Probleme nicht von innen, sondern von außen kommen (Candida als Sündenbock).
Solche und ähnliche Hintergründe sollte man bei der Candida-Diagnose und -Behandlung unbedingt mit bedenken, denn oft brauchen Menschen tatsächlich Hilfe für die Seele, um auch körperlich wieder heil zu werden. Wenn ein Arzt nach genauer Prüfung des Falles zu dem Schluß kommt, bestimmten Candida-Betroffenen sei auch durch Psychotherapie oder ähnliche Verfahren zu helfen, ist das zu respektieren. Möglicherweise ist es langfristig für manche Menschen der Weg zu echter Heilung und auch zur Vermeidung von Candida-Rückfällen. Zunächst aber sollten ausrei-chende diagnostische Mittel eingesetzt werden, um zu klären, ob und wieweit Pilze zum schlechten Befinden des Patienten beitragen, damit bei Bedarf eine angemessene und erfolgversprechende Antipilzbe-handlung eingeleitet werden kann (mit oder ohne gleichzeitige bezie-hungsweise nachfolgende Psychotherapie).

Maßnahmen gegen chronische Müdigkeit

Das Chronische Müdigkeitssyndrom (CFS) ist so komplex, daß man keinen allgemeingültigen Behandlungsweg empfehlen kann, zumal es gegen die vermutlich hauptverantwortlichen Herpesviren praktisch keine einigermaßen wirksame Therapie gibt. Da viele Candida-Patient(inn)en unter Symptomen leiden, die man unter »chronischer Müdigkeit« einordnen kann, gehen wir hier näher auf sinnvolle Maßnahmen bei diesem Krankheitsbild ein. Besonders wichtig sind solche Maßnahmen, falls durch die bisher beschriebenen Behandlungsmethoden gegen Pilze und Wege zur Stärkung des Immunsystems kein Erfolg eintritt. In solchen Fällen sollte man auch durch das SPECT-Verfahren (Single Photon Emissions Computer Tomography) klären, ob möglicherweise eine von Viren hervorgerufene chronische Hirn- oder Hirnhautentzündung oder eine Entzündung des Herzmuskels (Myokarditis) vorliegen. Wichtig sind neben der konsequenten Pilzbehandlung (falls Pilze gefunden werden) folgende Maßnahmen:

- ausreichende Vitamin- und Mineralstoffversorgung (möglichst mit Präparaten ohne Hefe und chemische Zusatzstoffe)
- Verzicht auf eindeutig schädliche Substanzen wie Nikotin und Alkohol
- eine gründliche Allergiebehandlung (viele der CFS-Patient[inn]en sind Allergiker)

Außerdem können speziell helfen:
- hochdosiertes Vitamin C: 2 bis 8 g täglich in der gut verträglichen Form von Calciumascorbat (Bezugsquelle siehe Anhang). Falls bei der Einnahme Durchfall auftritt, sollte die Dosis verringert werden.
- hochdosiertes Vitamin E: 400 bis 1200 Internationale Einheiten täglich (Bezugsquelle siehe Anhang)
- hochdosierte Gammalinolensäure in Form von dreimal täglich 1000 mg Nachtkerzenöl (Bezugsquelle siehe Anhang)
- Fischölpräparate zur Verbesserung der Versorgung mit Omega-3-Fettsäuren (die bei vielen Patient[inn]en nicht ausreichend vorhanden sind)
- Eisenpräparate, denn CFS-Patient(inn)en leiden oft unter Eisenmangel
- Selenpräparate (hefefrei; Bezugsquelle siehe Anhang), denn CFS-Betroffene leiden oft unter Selenmangel; empfohlene Dosis: 100 µg täglich
- Echinacea zur Immunstimulation

- Thymuspräparate zur Immunstimulation (ich verwende ThymModul und Thymoject), insbesondere wenn die Werte der T_4-Zellen niedrig liegen,denn das zeigt einen Immundefekt an.
- Gammaglobulin intramuskulär (zweimal wöchentlich 2 bis 5 ml), insbesondere bei niedrigen Werten der T_4-Zellen
- Zinkpräparate (möglichst hefefrei) zur Verbesserung des Histaminabbaus (der bei chronisch Müden oft verzögert ist)
- Aciclovir, ein Mittel gegen Viren, das allerdings erhebliche Nebenwirkungen haben kann und recht selten Wirkung zeigt. Besser wirken soll der Wirkstoff Famciclovir, der vor kurzem eingeführt wurde. Im Herbst 1995 soll ein ähnlicher Wirkstoff (Valaciclovir) mit angeblich ebenfalls besserer Wirksamkeit auf dem deutschen Markt eingeführt werden.
- Interferon
- Kaliumpräparate (dadurch wird die Muskelschwäche oft eine Zeitlang gebessert; Kaliummangel führt zur Übersäuerung). Auch Bananen (die bekanntlich viel Kalium enthalten) haben mitunter eine positive Wirkung.
- Magnesiumpräparate können bei Magnesiummangel in den roten Blutkörperchen sinnvoll sein.
- Durch eine reichliche Zufuhr von Kohlenhydraten wird die Verfügbarkeit von Energie verbessert (eine extrem kohlenhydratarme Antipilzdiät ist hier also nicht zu empfehlen).

In der amerikanischen Literatur wird außerdem über gelegentliche Behandlungserfolge mit weiteren Präparaten berichtet. L. Dechène erklärt sich die Behandlungserfolge vor allem durch die Wirkung der Mittel auf den Histaminstoffwechsel. Es handelt sich um folgende Mittel: Betablocker (wirken Kaliumverlust im Herzgewebe entgegen); Kortison (blockiert die Histaminfreisetzung bestimmter Zellen); H_2-Antagonisten (blockieren die Wirkung von Histamin im Gehirn); trizyklische Antidepressiva (binden Histamin); Bioflavonoide (vermindern die Histaminfreisetzung); Vitamin C (fördert den Histaminabbau); Eisen (hilft bei der Hemmung von Histaminausschüttungen); Zink (verhindert Histaminfreisetzung, bindet Histamin).

Wenn die Candida-Behandlung nicht anschlägt: nach Schimmelpilzen suchen!

In den letzten Jahren mußten wir immer wieder feststellen, daß manchen Patient(inn)en mit den bisher beschriebenen Maßnahmen allein nicht vollständig zu helfen war. Sie fühlten sich weiterhin krank und wußten nicht warum. Etwa drei Viertel der Patient(inn)en verspürten durch die Behandlung eine deutliche Besserung, bei einem Viertel aber war kein dauerhaftes positives Behandlungsergebnis zu verzeichnen. Ihr Gesundheitszustand war nach wie vor nicht zufriedenstellend.

Hier mußten wir uns fragen: Stimmte die Diagnose? Oder waren andere krankmachende Faktoren im Spiel? Bei einer Gruppe von Patient(inn)en wurde mit der Zeit klar, warum die anfängliche Besserung nicht anhielt: Der Verdünnungsgrad der neutralisierenden Allergenlösungen, die ihnen verordnet wurden, paßte nach einiger Zeit nicht mehr und mußte in der Praxis neu eingestellt werden. Daraufhin trat meist schlagartig eine Besserung ein.

Bei anderen Patient(inn)en hingegen stehen, wie wir heute wissen oder mit hoher Wahrscheinlichkeit annehmen müssen, Infektionen mit Schimmelpilzen, Allergien gegen Schimmelpilze oder eine Kombination von beidem im Vordergrund. Die Behandlung und Selbsthilfemaßnahmen für solche Fälle haben wir ausführlich in unserem Buch »Warum fühle ich mich ständig krank? Das Schimmelpilzproblem« dargestellt.

Woran merkt man, daß man die Krankheit überwunden hat?

Das beste Zeichen dafür, daß man die Hefepilzinfektion überwunden hat, ist eine allgemeine Verbesserung des Befindens und ein Zurückgehen der Beschwerden: mehr Energie, mehr gute Laune, mehr Lebensfreude, mehr Genuß an Nahrungsmitteln, weniger Magen-Darm-Beschwerden, weniger Mattigkeit, weniger allergische Reaktionen.

Ein deutlicher Hinweis darauf, daß sich der Körper erholt hat, ist es auch, wenn man wieder gelegentlich ein Glas Wein oder Bier trinken, ein Stückchen Kuchen essen kann, ohne daß sich die alten Beschwerden einstellen. Probieren Sie nach einigen Wochen oder Monaten ruhig einmal, wie Ihnen derartige »nicht empfehlenswerte« Speisen bekommen. Aber machen Sie nicht den Fehler, wieder ganz auf eine ungünstige Ernährung umzusteigen, denn dann ist ein Rückfall oft nicht weit. Bleiben Sie bei einer vollwertigen Kost mit vielen Ballaststoffen, frisch zubereiteten Speisen und wenig Zucker und Hefe, achten Sie darauf, daß Sie ausreichend mit Mineralstoffen und Vitaminen versorgt sind, und versuchen Sie, Faktoren, die zur Schwächung des Immunsystems beitragen, möglichst zu meiden – von Umweltgiften über seelischen Streß bis hin zu Medikamenten, die der Darmflora schaden.

Wenn Sie einen wissenschaftlich objektiven Nachweis für den Heilungsprozeß wünschen, sollten Sie die Antikörperwerte gegen Candida und eventuell auch die Virus-Antikörperwerte und den Immunstatus nach einigen Monaten im Labor wiederholen lassen. Zeigt sich dann eine deutliche Normalisierung der zuvor bedrohlichen Werte, so weiß man, daß das Immunsystem entlastet ist und sich erholt hat.

11. So beugen Sie Rückfällen und Neuerkrankungen vor

Nach der Lektüre dieses Buches wissen Sie, wie gefährlich der Erreger Candida sein kann. Grund genug, in Zukunft in Zusammenarbeit mit Ihrem Arzt einige Vorsichtsmaßnahmen zu beachten, um möglichst zu vermeiden, daß der Pilz eine günstige Gelegenheit ergreift und sich erneut ausbreitet. Vielleicht geht es Ihnen auch darum, Vorsorge zu tragen, daß sich Ihre Angehörigen nicht infizieren. Die folgenden Schritte sind in jedem Fall sinnvoll:

Vorsicht bei bestimmten Medikamenten

Nehmen Sie Medikamente, die die Ausbreitung von Candida begünstigen (vor allem Antibiotika und Kortison, aber auch die anderen genannten Mittel), nur, wenn es wirklich aus medizinischen Gründen notwendig ist. Falls die Medikamenteneinnahme unumgänglich ist, sollten Sie am besten gleichzeitig Bakterienpräparate zum Erhalt der nützlichen Darmflora und Mittel zur Abtötung eventueller Pilze im Darm (Nystatin oder Amphotericin B) nehmen. Für Kleinkinder, die noch gestillt werden oder kürzlich abgestillt wurden, ist die Bakterienart Bifidobacterium infantis (Präparat: Life Start) geeignet, Laktobazillen jedoch nicht. Für Erwachsene sind vor allem Laktobazillen und Bifidobakterien wichtig, am besten hochdosierte amerikanische Präparate wie Superdophilus, Pro-Bionate und Bifido Factor. Sie stehen mittlerweise auch milchfrei für Milchallergiker zur Verfügung (M.F.A. und Pro-Bifidonate; Bezugsquelle siehe Anhang). Frauen sollten sich gründlich überlegen, ob sie regelmäßig die Antibabypille einnehmen wollen, da das Risiko einer Hefepilzerkrankung dadurch sehr gesteigert wird (die sogenannten Mikropillen haben diesen Nachteil angeblich nicht).

Vollwertige Ernährung

Auch wenn man nicht mehr oder noch nicht unter einer Candida-Erkrankung leidet, ist es sinnvoll, sich mehr oder weniger an die Empfehlungen der Antipilzdiät zu halten: wenig Süßigkeiten, wenig hefehaltige Speisen, wenig Alkoholika, wenig Weißmehlprodukte, statt dessen frisch zubereitete Speisen mit viel Salat, Gemüse, Obst und Vollkorn. Damit verschafft man dem Körper Energie und viele lebenswichtige Substanzen, die das Immunsystem stärken und Erkrankungen vorbeugen.

Die Hefepilzvorbeugung fängt schon in der Kindheit an: wenn man Kindern von vornherein nur wenig rasch verwertbare Kohlenhydrate gibt (und schon gar nicht ganze Schokoladentafeln oder Literflaschen mit Limonade auf einmal, wie das leider heute oft geschieht), vermeidet man diverse unerfreuliche Begleiteffekte des Zuckerkonsums:

• Erstens wird verhindert, daß möglicherweise im Darm vorhandene Hefepilze sich durch den plötzlichen Zuckerschub schlagartig und rascher vermehren, als das Immunsystem sie bewältigen kann.

• Zweitens vermeidet man das schnelle und sinnlose Aufputschen des Blutzuckerspiegels, das der Körper gar nicht nutzen kann und zu sehr hohen Insulinausschüttungen führt, die wiederum langfristig die Entstehung von Diabetes begünstigen könnten.

• Drittens beugt man plötzlichen Attacken von Übererregung und Überaktivität (Hyperaktivität) vor, die dadurch entstehen, daß der Blutzuckerspiegel erst allzu stark in die Höhe schießt, dann steil abfällt und nur durch Ausstoß des Streßhormons Adrenalin wieder angehoben werden kann.

Dr. Susan Boulware von der Pädiatrischen Abteilung der Yale-Universität (wo kürzlich Studien zum Zuckerkonsum von Kindern und zu Hyperaktivität durchgeführt wurden) empfiehlt, Süßigkeiten nur nach ausgewogenen Mahlzeiten mit Eiweiß, komplexen Kohlenhydraten, Fetten und Ballaststoffen zu geben. Dabei wird der Blutzuckerspiegel weit weniger aufgeputscht, als wenn die Süßigkeiten isoliert zwischen den Mahlzeiten verzehrt werden. Auch wenn die Kinder zwischendurch Snacks essen, sollten diese ausgewogen zusammengesetzt sein: z.B. ein Knäckebrot mit Käse, eine Karotte, ein Vollkornbrot mit (zuckerfreiem) Erdnußmus oder ähnliches.

Allgemeine Hygiene

Um die Infektionsgefahr durch Pilze zu verringern, empfehlen sich folgende Maßnahmen:

- die Zahnbürste regelmäßig in der Spülmaschine reinigen,
- Zahnprothesen über Nacht in eine Lösung aus Wasser und Teebaumöl (dieses pilz- und bakterienabtötende Mittel ist erhältlich in Naturkostläden und Reformhäusern) legen,
- Obst und Gemüse vor dem Verzehr gründlich waschen,
- keine von der letzten Mahlzeit übriggebliebenen Essensreste verzehren,
- Verschimmeltes grundsätzlich ganz und gar wegwerfen, nicht Teile davon verwenden,
- keine Synthetikunterwäsche tragen,
- keine antibakteriellen Vaginalspülungen benutzen,
- keine Synthetikstrümpfe und Kunststoffschuhe tragen,
- Kontakt mit Wäsche, Handtüchern, Geschirr und Besteck von Infizierten vermeiden.

»Jedes Kind hat das Recht auf eine pilzfreie Geburt«

Dieser einprägsame Ausspruch von Professor Hans Rieth ist heute aktueller denn je. In der Praxis heißt das, daß werdende Mütter sich unbedingt in den letzten drei Monaten der Schwangerschaft auf Hefepilze im Vaginalbereich untersuchen und gegebenenfalls behandeln lassen sollten. Denn sonst laufen das noch unentwickelte Immunsystem und der praktisch noch keimfreie Darm des Babys Gefahr, bei der ersten Begegnung mit der Welt gleich mit großen Mengen eines bösartigen Krankheitserregers konfrontiert zu werden.

Falls die Mutter bei der Geburt unter Vaginalpilz leidet, sollte das Baby sofort Bifidobacterium infantis (Bezugsquelle im Anhang) erhalten, damit der Darm mit geeigneten nützlichen Keimen und nicht mit aggressiven Hefen besiedelt wird. Eventuell auftretende Mykosen bei Babys und Kleinkindern (Mundsoor, Windelpilz) sollten ernst genommen und gründlich behandelt werden. Für das Immunsystem des heranwachsenden Kindes ist es außerdem sehr wichtig, daß es nach der Geburt die sogenannte Vormilch (Kolostrum) aus der Mutterbrust erhält und dann mindestens drei, am besten sechs Monate oder länger gestillt wird. Wenn das Kind dann einmal zur Schule geht, sollte es nicht frühzeitig zu hohem Leistungsdruck ausgesetzt werden, und alle Krankheiten müssen grundsätzlich ausheilen, bevor man das Kind wieder in die Schule schickt.

Auch tut man gut daran, Kinder nur in wirklich ernsten Fällen mit Antibiotika behandeln und dann gleichzeitig Bifidobakterien und Laktobazillen sowie pilzabtötende Mittel geben zu lassen.

Achtung: Pilzgifte im Tabakrauch

Wir ersparen uns und Ihnen Vorträge zu der schädlichen Wirkung von Tabakrauch und Nikotin auf das Immunsystem und den Organismus insgesamt. Wichtig im Zusammenhang mit Pilzinfektionen ist aber die Tatsache, daß der Tabak, wie ihn Raucher genießen, vor allem durch Pilzfermentierung seinen speziellen Geschmack gewinnt. Wer (aktiv oder passiv) raucht, führt sich ständig Pilzgifte zu.

Vorbeugung gegen Schimmelpilzbelastungen

Maßnahmen in der Wohnung: Mehrmals täglich lüften (ab und zu fünf Minuten Durchzug ist besser, als den ganzen Tag die Fenster zu kippen); Badezimmer und Küche nach dem Duschen oder Kochen lüften und öfter mit Essigwasser wischen. Keine Innendämmung mit dampfundurchlässigen Stoffen wie Styropor durchführen, da sich dahinter Pilze vermehren können. Gut darauf achten, daß die Mauern nicht durch schadhafte Dächer oder Außenwände feucht werden.
Besonders durch Schimmelpilzbildung gefährdet sind Menschen, deren Wohnungen durch die Hochwasserkatastrophen der letzten Jahre überschwemmt wurden. Sie müssen dafür sorgen, daß alle nassen Räume gründlich austrocknen. Materialien, die das Trocknen der Wände verhindern (etwa Styropordämmungen, Metallic- oder Vinyltapeten) müssen entfernt werden. Naß gewordene Möbel sollten am besten im Freien an einem regensicheren Ort trocknen. Falls das nicht möglich ist, sollten sie aufgebockt und mindestens fünfzehn Zentimeter von der Wand weggerückt werden, damit die Luft dahinter und darunter zirkulieren kann. In feuchten Ecken kann man mit Spiritus-, Essig- oder Sodalösung der Pilzbildung vorbeugen. Neu tapeziert oder gestrichen werden darf erst, wenn die Mauern gründlich durchgetrocknet sind (diese Ratschläge für Hochwassergeschädigte stammen von der Umweltdelegierten des hessischen Hausfrauenbundes, Christel Sachs). Außerdem sollte man alle Räume, in denen viel Feuchtigkeit in die Luft gelangt (Badezimmer,

Küche, Schlafzimmer, Waschküche), regelmäßig kurz durchlüften. Falls die Luftfeuchtigkeit dennoch zu hoch ist, kann man sie mit Luftentfeuchtern senken.

Weitere einfache Maßnahmen gegen den Kontakt mit Schimmelpilzen: Verschimmeltes sofort wegwerfen; Räume mit Klimaanlagen möglichst meiden; keine Fruchtsäfte trinken (sie werden meist mit Schimmelpilzenzymen klar gemacht); wenig Schimmelpilzkäse essen. Mehr zu diesem Thema finden Sie in unserem Buch »Warum fühle ich mich ständig krank? Das Schimmelpilzproblem«.

Schutz gegen Freie Radikale

Freie Radikale sind hochreaktive Molekülbruchstücke, die auch im gesunden Körper ständig vorkommen, jedoch überwiegend sofort wieder neutralisiert werden. Kommt es nicht zur Neutralisation, können sie Zellen und Gewebe (durch Schädigung der körpereigenen Fette und Proteine) durch Oxidation angreifen und Tausende oder Millionen weiterer Freier Radikale erzeugen. Freie Radikale stehen im Verdacht, an folgenden Erkrankungen beteiligt zu sein: Arteriosklerose, Asthma, chronische Gelenkerkrankungen, diabetische Angiopathie, Erkrankungen des Zentralnervensystems (Amyotrophische Lateralsklerose, Alzheimer-Demenz, Epilepsie, Parkinson-Syndrom), Hautalterung (zum Beispiel bei Nikotinmißbrauch), Herzinsuffizienz, Infektionen bei schweren Brandverletzungen, Katarakt, Krebs und Nebenwirkungen von Krebsmedikamenten, rheumatische Erkrankungen, Immunschwäche, Schäden durch übermäßige UV-Strahlung und Sichelzellenanämie. Zusammenfassend läßt sich sagen, daß Freie Radikale das Immunsystem sehr schwächen und so den Boden für Krankheiten aller Art bereiten können.

Verschiedene Substanzen (»Radikalenfänger« oder Antioxidantien genannt) hemmen die Aktivität der Freien Radikale, allen voran die Vitamine A, C und E, das Spurenelement Selen sowie das Provitamin A, das Betakarotin (das im Gegensatz zu Vitamin A auch in hohen Dosen keine nachteiligen Nebenwirkungen hat). Zahlreiche Menschen sind nicht ausreichend mit diesen antioxidativen Substanzen versorgt. Wer raucht und/oder viel Alkohol konsumiert, ist besonders gefährdet, weil er wegen der Belastung seines Organismus durch die Drogen Nikotin und Alkohol wesentlich mehr Vitamine benötigt als andere Menschen.

Kranke brauchen und verbrauchen ebenfalls deutlich mehr Vitamine. Und Menschen, die viel weißen Zucker zu sich nehmen, berauben damit ihre Vitamin-B- und Mineralstoffvorräte.

Tabelle: Aktueller Versorgungsstand mit antioxidativen Vitaminen in der Bundesrepublik Deutschland im Vergleich zur wünschenswerten täglichen Zufuhr

Vitamin	Derzeitige Versorgung	Wünschenswerte Dosis pro Tag
Betakarotin	0,8 mg	3–5 mg
Vitamin E	10 mg	20–40 mg
Vitamin A	1 mg	1–1,5 mg
Vitamin C	150 mg	150–300 mg

Quelle: H.K. Biesalski: Suffiziente antioxidative Prävention – nicht nur im Sport ein Muß. *TW Sport + Medizin 6 (1994)*, S. 122

Auch die Versorgung mit Selen ist in Deutschland mangelhaft. 1987/88 wurde im Rahmen der sogenannten VERA-Studie festgestellt, daß nur die Hälfte der Deutschen genügend Selen im Körper hat, um eine optimale Funktion des Enzyms Glutathionperoxidase zu gewährleisten, welches Freie Radikale im Körper abbaut. Am einfachsten geht man gegen die Aktivität der Freien Radikale vor, indem man regelmäßig hefefreie Multivitamin-/Mineralstoffpräparate einnimmt, die alle wichtigen Radikalenfänger enthalten, und zusätzlich täglich 400 mg Vitamin E, 2 bis 4 g Vitamin C als Calciumascorbat, 25.000 Internationale Einheiten Betakarotin und 100 µg Selen (alle diese Präparate sollten hefefrei sein; Bezugsquelle im Anhang).

Wer die richtigen Nährstoffe zu sich nimmt, lebt gesünder

Eine kürzlich veröffentlichte Langzeitstudie von Prof. Cheraskin von der Universität Nebraska ergab, daß Menschen, die regelmäßig größere Mengen bestimmter Vitamine und Mineralstoffe zu sich nehmen, im Durchschnitt seltener krank werden, ein besseres Allgemeinbefinden haben und länger leben. Es stellte sich dabei heraus, daß viel nicht unbedingt viel hilft; denn manche Personen, die täglich dutzendweise Vitamintabletten schluckten, schnitten nicht besser ab als andere, die nur mittelmäßig versorgt waren. Die kanadische Firma Phoenix stellt ein hefefreies Multivitamin-/Mineralstoffpräparat her, das nach den Ergebnissen von Prof. Cheraskin optimal dosiert ist (Bezeichnung: The Source; Bezugsquelle im Anhang). Professor Cheraskin fordert aufgrund seiner Ergebnisse neue, an der optimalen Versorgung des Menschen orientierte Grenzwerte für die Aufnahme von Nährstoffen (SONA = Suggested Optimal Nutritional Allowance) anstatt der bisher üblichen »empfohlenen Tagesdosis« (RDA = Recommended Daily Allowance). Letztere gewährleistet nach seiner Ansicht gerade eben eine ausreichende, aber nicht unbedingt optimale Versorgung.

Vorbeugung nach Operationen, bei Aufenthalt auf Intensivstationen und für extrem immungeschwächte Patienten

Nach einer Operation und bei einem Aufenthalt auf der Intensivstation läuft man erhöhte Gefahr, sich durch Pilze zu infizieren. Als extrem immungeschwächt bezeichnen wir Menschen, deren körpereigene Abwehr durch schwere Krankheiten, nebenwirkungsreiche medikamentöse Therapie, Strahlentherapie, Operationen, Unfälle oder Transplantationen stark geschwächt oder belastet ist. Auch bei ihnen ist das Risiko einer Mykose besonders hoch. Was können die Betroffenen zur Vorbeugung gegen eine Pilzerkrankung tun?

Immunstärkung durch Vitamine und Mineralstoffe: Leider werden immer noch viele Schwerkranke mit normaler Krankenhauskost abgespeist, obwohl gerade ihr Organismus einen stark erhöhten Bedarf an Vitaminen und Mineralstoffen hat. Ich empfehle ein gutes hochdosiertes hefefreies Multivitamin-/Mineralstoffpräparat, außerdem Vitamin C (2 bis 4 g täglich), Vitamin E (400 bis 1200 Internationale Einheiten täglich) und Betakarotin (zweimal täglich 25 mg; Bezugsquelle siehe Anhang).

Nystatin und **Amphotericin B** zur Vorbeugung gegen Schleimhautinfektionen: Die vorbeugende Einnahme dieser Mittel ist zu empfehlen, wenn das Immunsystem im Prinzip intakt ist, aber durch eine schwere Operation mit nachfolgender Antibiotikatherapie oder durch Aufenthalt auf der Intensivstation das Risiko einer Schleimhautinfektion steigt. Der verstorbene Hamburger Mykologe Hans Rieth empfahl, bestimmte Risikopatienten vorbeugend mit Amphotericin B zu behandeln: Frühgeborene, Diabetiker, Leukämiepatienten, Tumorpatienten und Immungeschwächte.

Fluconazol oder Ketoconazol zur systemischen Vorbeugung: Zur Vorbeugung gegen Candida-Infektionen ist für Immunschwache das nebenwirkungsarme Fluconazol (50 mg einmal täglich) zu empfehlen. Dabei müssen einmal im Monat die Leberwerte kontrolliert werden. Auch Ketoconazol hat relativ geringe Nebenwirkungen und ein breites Wirkspektrum. Deshalb kann es in bestimmten Fällen sinnvoll sein, gefährdete Personen vorbeugend damit zu behandeln, so daß systemische Mykosen gar nicht erst entstehen können. Hier sollten die Leberwerte ebenfalls regelmäßig kontrolliert werden.

Druckstellen antimykotisch behandeln: Falls durch das Liegen bei einem längeren Krankenhausaufenthalt entzündete Druckstellen entstehen, sollten sie mit antimykotischen Cremes behandelt werden.

12. Literaturangaben

Literatur für Laien

CALATIN, ANNE: *Die Rotationsdiät*, München 1990

FINCK, HANS: *Freundliche Bakterien*, München 1991

HUSEL, MONIKA; KNAUS, GERNOT; FINCK, HANS (Hrsg.): *Natürlich heilen – Umweltmedizin heute*, München 1994

KINON, ULLA: *Mykosen*, Düsseldorf/Wien 1993

KLAUS, ERNA: *Was ist bloß mit mir los?*, Hamburg 1995

MARKUS, HAROLD: *Asthma und Pseudokrupp natürlich behandeln*, München 1993

MARKUS, HAROLD: *Chronische Müdigkeit natürlich behandeln*, München 1993

MARKUS, HAROLD; FINCK, HANS: *Ich fühle mich krank und weiß nicht warum – Candida albicans, die maskierte Krankheit*, München 1990

MARKUS, HAROLD; FINCK, HANS: *Umweltmedizin – gesund bleiben in der heutigen Umwelt*, München 1991

MARKUS, HAROLD; FINCK, HANS: *Warum fühle ich mich ständig krank?– das Schimmelpilzproblem*, München 1992

Randolph, Th.G.; Moss, R.W.: Allergien: Folgen von Umweltbelastung und Ernährung, Karlsruhe 1980

ROST, JUTTA: *Die Candida-Mykose – eine Pilzerkrankung mit vielen Gesichtern*, Stuttgart 1994

RUNOW, K.D.: *Klinische Ökologie*, 2., erw. Auflage, Stuttgart 1994

Ernährungsratgeber

ACUFF, KAREN; FINCK, HANS: *Die Anti-Hefepilz-Diät*, München 1994

Literatur für Therapeuten

NOLTING, S.: *Mykosen des Verdauungstrakts*, Hamburg 1994

WEBER, HERBERT (Hrsg.): *Allgemeine Mykologie*, Jena 1993

Abnorme Durchlässigkeit der Darmschleimhaut könnte schuld an Verhaltensstörungen sein, *Zeitschrift für Umweltmedizin 7*, Heft 4/1994, S. 29

ARNOUL, FRANZ: *Der Schlüssel des Lebens – Heilung durch die biologische Therapie nach Professor Dr. Enderlein*, St. Goar 1994

BARCLAY, G.R. u.a.: *The Effect of Dietary Yeast on the Activity of Stable Chronic Crohn's Disease*, o.J.

Bei Onychomykosen sind Patienten oft auch psychosozial beeinträchtigt, *Ärztezeitung*, 17.1.1995

BENNETT, JOHN E.: Searching for the Yeast Connection, *New England Journal of Medicine*, 20.12.1990, Nr. 323, Jg. 25, S. 766–767

BÖCKELER, W.; DREYER, H.-P.; SASS, W.: Elektronenmikroskopische Darstellungen von Saccharomyces cerevisiae in der Ratte, *GIT Suppl.* 6/1986, S. 73–76

BRODY, JANE E.: Studie ermittelt Zusammenhang zwischen Zucker-konsum und Verhalten bei Kindern, *Welt am Sonntag*, 26.3.1995

BRÜSER, ELKE: Die Invasion der Hefepilze, *Süddeutsche Zeitung*, 12.1.1995

Bereits Streß kann das latente Epstein-Barr-Virus aktivieren, *Ärztezeitung*, 24.1.1995

BOLIVAR, R.; BODEY, G.P.: Candidiasis of the Gastrointestinal Tract. In: *Candidiasis* (Hrsg.: BODEY, G.P. und FAINSTEIN, V.), Raven Press, New York 1985

BURTON, A.F.: Strengthening Tissue Structure With Amino Sugars, *Vitamin Supplement Journal* (o.J.)

BURTON, A.F.; ANDERSON, F.H.: Decreased Incorporation of ^{14}C-Glucos-amine Relative to ^{3}H-N-Acetyl-Glucosamine in the Intestinal Mucosa of Patients With Inflammatory Bowel Disease, *American Journal of Gastro-enterology 78*, 1983, S. 19–22

CARLSON, EUNICE: Synergistic Effect of Candida albicans and Staphylo-coccus aureus in Mouse Mortality, *Infect. Immun. 38*, 1984, S. 921–924

CASELLI, MICHELE u.a.: Dead Fecal Yeasts and Chronic Diarrhea, *Digestion 41*, 1988, S. 142–148

CRISAFI, DANIEL-J.: Glucosamine, Basement Membrane Builder, *Bodywork*, März 1993

CRISAFI, DANIEL-J.: *N-Acetyl-Glucosamine: We Will all be Better for it*, unveröffentlichtes Manuskript

COSTATINI, A.V.: *The Fungal/Mycotoxin Etiology of Atherosclerosis and Hyperlipidemia,* unveröffentlichter Vortrag in Dallas, Texas, Februar 1993

COSTATINI, A.V.: *The Fungal/Mycotoxin Etiology of Gout and Hyperuricemia,* unveröffentlichter Vortrag in Dallas, Texas, Februar 1993

COSTATINI, A.V.: *The Fungal/Mycotoxin Etiology of Malignancies and Auto-Immune Diseases,* unveröffentlichter Vortrag in Dallas, Texas, Februar 1993

COSTATINI, A.V.: Hyperlipidämie und Arteriosklerose durch Pilze und ihre Gifte, Teil 1, *Pilzdialog 4,* 1993, S. 61–62, Teil 2, *Pilzdialog 1,* 1994, S. 13–14

CRANDALL, MARJORIE: Allergic Predisposition in Recurrent Vulvovaginal Candidiasis, *J. Adv. Med. 4,* 1991, S. 21–38

CROOK, WILLIAM: Does Candida Make You Sick? Skeptics Demand Proof, *Healthline,* Herbst 1989, 1 (2), S. 1–2

CROOK, WILLIAM: Does Candida Make You Sick? *Journal of Orthomolecular Medicine 10,* S. 228-238

CROOK, WILLIAM: *The Yeast Connection,* Jackson, Tennessee 1984

CULBERT, MICHAEL L.: *CFS – das chronische Müdigkeitssyndrom* Darmflora und Pathogenität, *Medizinisch-Wissenschaftliche Informations-dienste (MWI),* Nr. 5, 13./14. Januar 1995, S. 16

DECHÈNE, L.: *Chronic Fatigue Syndrome: Roles of Histamine, Hormones and Electrolytes,* unveröffentlichtes Manuskript

Dermatomykosen – Immunologische und therapeutische Aspekte, *Medizinisch-Wissenschaftliche Informationsdienste (MWI),* Nr. 45, 10./11. März 1995, S. 18

Die Bedeutung von Candida-Mykosen als Ursache dyspeptischer Beschwerden, Interview mit Dr. Adrian Stanescu-Siegmund, *Hautnah Mykologie 4/1993,* S. 8

DISMUKES, WILLIAM E. u.a.: A Randomized, Double-Blind Trial of Nystatun Therapy for Candidiasis Hypersensitivity Syndrome. *New England Journal of Medicine,* 20.12.1990, Nr. 323, Jg. 25, S. 1717–1723

DJEU, J.T. u.a.: Tumor Necrosis Factor Induction by Candida Albicans From Human Natural Killer Cells and Monocytes. *Journal of Immunology 141,* 11, 1988, S. 4047–4052

ENDERLEIN, GÜNTHER: *Blutuntersuchung im Dunkelfeld* (zusammengestellt von Maria-M. Bleker), Hoya 1993

Epstein-Barr-Virus in Tumoren der glatten Muskulatur nachgewiesen, *Ärztezeitung,* 24.1.1995

EWIG, S.: Das chronische Müdigkeitssyndrom, *Deutsche Medizinische Wochenschrift 118,* 1993, S. 1373–1380

FEGELER, W.: Möglichkeiten einer differenzierten Candida-Serologie, *Pilzdialog 4*, 1992, S. 61–62

Fehlbesiedlung des Darms kann durch Symbioselenkung korrigiert werden, Ärztezeitung, 25.1.1995, S. 12

FOCK, RÜDIGER R.E.; KRUEGER, GERHARD R.F.: Chronisches Erschöpfungssyndrom, *Deutsches Ärzteblatt 91*, Heft 43, 28. Oktober 1994, S. A-2946–2953

GALLAND, LEO; BUENO, H.: Advances in Laboratory Diagnosis of Intestinal Parasites, *American Clinical Laboratory*, 1989, S. 18–19

GALLAND, LEO: *Science and the Candida-Related Complex (CRC)*, Candida Update Conference, Memphis, Tennessee 1988 (als Videoband erhältlich über Insta-Tape 1-800-NOW-TAPE, conference code IHF 881, Nr. 5-2pts.)

GIUDICE, SIGRUN: Zunahme von Allergien durch Farbstoffe in Nahrungsmitteln, *Welt am Sonntag*, 10/95

HAUCK, HELGE D.: Candida-Infektionen im Alter, *Hautnah Mykologie 4/1992*

Hauptallergene bleiben »traditionelle« Lebensmittel, *Medizinisch-Wissenschaftliche Informationsdienste (MWI) 76*, 26.4.1995

HAUSS, HELGA; HAUSS, REINHARD: Hefen im Darm – die heimliche Gefahr, *Hautnah Mykologie 4/1993*, S. 2–3

HAUSS, REINHARD: Wie wird Material für die mykologische Untersuchung gewonnen und verschickt? *Heilpraxis-Magazin* 2,1991, S. 28–31

HILGERS, A.; FRANK, J.: Chronic Fatigue Syndrome: Immundysfunktion, Erreger- und Schadstoffbeteiligungen sowie neurologische und kardiale Veränderungen, *WMW 16*, 1994, S. 399–406

HILGERS, A.; FRANK, J.: Chronic Immune Dysfunction Syndrome bei 103 Patienten: Diagnostik, Befunde, Therapie, *Z. Klin. Med. 47*, Heft 4, 1992

HOFFMANN, MICHELLE: Yeast Biology Enters a Surprising New Phase, *Science 255*, März 1992, S. 1510f.

Hohe Heilungsraten bei Pilzinfektionen der Nägel mit Intervall-Therapie möglich, Ärztezeitung, 24. 1.1995, S. 10

In Intensivstationen haben zwei Prozent der Patienten systemische Mykosen, Ärztezeitung, 19.10.1994, S. 17

KASCKIN, P.N.: Some Aspects of the Candidosis Problem, *Mycopath. et Mycologia appl. 53*, S. 173–181

KEIL, LARS-BRODER: Jede Stunde stirbt ein Patient an einer Pilzinfektion, *Welt am Sonntag*, 30.10.94, Nr. 44, S. 39

KEJDA, JAROMÍR: Der Herbst-Effekt – täglich aktuell, *Pilzdialog 1*, 1992, S. 9

KREMPL-LAMPRECHT, LUISE: Zur mikrobiologischen Charakteristik von Candida albicans, *Internat. J. Exp. Clin. Chemother.* Vol. 3 Suppl. 1/1990, S. 16–20

LANGE-ERNST, MARIA-E.: Trickbetrüger im Organismus, *Süddeutsche Zeitung*, 12.4.1994

LORENZ, ANGELIKA u.a.: Pilzbefall auf der Dünndarmmucosa, *Mykosen 27* (10), S. 506–510

MAIER, STEVEN F.; WATIKINS, LINDA R.; FLESHNER, MONIKA: Psychoneuroimmunology, *American Psychologist*, Dezember 1994

MALE, OTTO: Zum Pathomechanismus von Infektionskrankheiten, *Pilzdialog 1*, 1993, S. 11–12

MCKENZIE, H. u.a.: Antigenic Heterogeneity of Strains of Saccharomyces cerevisiae and Candida albicans Recognised by Serum Antibodies from Patients with Crohn's Disease, *FEMS Microbiology Immunology 89*, 1992, S. 219–224

MENDLING, W.: Die Vulvovaginalkandiose, *Pilzdialog* 2/1993, S. 27–28

MENDLING, W.; KOLDOVSKY, U.: Immunological Findings in Patients With Chronically Recurrent Vaginal Candidosis and New Therapeutic Approaches, *Mycoses 32*, 1989, S. 386–390

MENZEL, INGRID: Darmhefen kommen als Auslöser für Neurodermitis in Frage, *Ärztezeitung/Forschung und Praxis 145*, S. 15–16

MENZEL, INGRID: Seborrhoisches Ekzem und gestörte Darmökologie, *Pilzdialog 1*, 1992, S. 7–8

Mineraloscop 3/94, Zeitschrift der GN-Pharm Arzneimittel GmbH aus Fellbach. Die Nummer enthält Kongreßberichte zu den Themen Quecksilber und Freie Radikale.

MONTES, LEOPOLDO; F., WILBORN; WALTER H.: Fungus-Host Relationships in Candidiasis, *Arch. Dermatol.*, vol. 122, Januar 1985, S. 119–124

MÜLLER, J.; TAKAMIYA, H.; JAEGER, R.: Elektronenmikroskopische Darstellung von Immunreaktionen und Candida-Zellen: Asteroid Bodies bei Candida albicans im Urin von Nephritis-Patienten, *Sabouraudia 199*, Nr. 15, S. 87–93

Mycotoxins in Human Health, Zeitschrift des WHO Collaborating Centre for Mycotoxins in Food, Jg. 1, Nr. 1–3, Feb.–April 1994

NAUGLE, ELIZABETH: *Summary of Research From the International Medical Literature Supporting The »Chronic Candidiasis« Diagnosis*, unveröffentlichtes Manuskript

Neunzig Prozent der Haushalte haben Holzschutzmittel mit PCP verwendet, *Ärztezeitung Nr. 22*, 7.2.1995

Neurodermitis – Drei-Stufen-Konzept gegen quälende Symptome, Pressegespräch mit Dr. Bernhard Przybilla, *Medical Tribune 8*, 24.2.1995, S. 6

Nix getrunken, trotzdem 0,1 Promille – Mundwasser, Pralinen oder Folge der Darmgärung, *Medical Tribune 10*, 10.3.1995, S. 39

NOLTING, SIEGFRIED; FEGELER, W.: *Medizinische Mykologie*, Berlin 1986

NOLTING, S.; SPRENKER, M.: Candidosen des Oro-Gastro-Intestinaltrakts, *Pilzdialog 1*, 1993, S. 9–10

NOLTING, SIEGFRIED: Nagelpilzerkrankungen, *Ärztliches Journal, Jahrgang 2*, Nr. 3, 1995

NOLTING, SIEGFRIED; NOLTING, CHRISTINA: Die perianale Mykose, *Pilzdialog 4*, 1992

PAUKSTADT, WALTRAUD: Pilz-Sanierung auch ohne Symptomatik, *Selecta 29/94*

REICHL, F.X.: Tickende Zeitbomben? *Münchner Medizinische Wochenschrift 48/1994*, S. 31

RIETH, HANS: Kurzdialoge über aktuelle Probleme, *Pilzdialog 1*, 1994, S. 15

RIETH, HANS: Mykosen innerer Organe sind vermeidbar, *Hautnah Mykologie 4/1993*, S. 120–123

RIETH, HANS; SPLANEMANN, VERA: Dermatophyten, Hefen und Schimmelpilze, *Pilzdialog 3*, 1992

RIETH, HANS; SPLANEMANN, VERA: Eliminierung pathogener Hefen aus den Atemwegen, *Pilzdialog 1*, 1993, S. 7-8

RIETH, HANS: Zerstörung von Candida albicans auf Schleimhäuten durch Amphotericin B, *Hautnah Mykologie 4/1992*

RÖHLING, H.; RADEBRECHT, CHR.: Paradontitis und Candida albicans, *Pilzdialog 1*, 1993, S. 13

SAVOLAINEN, J. u.a.: IgK, IgA and IgG Antibodies in Delayed Skin Response Towards Candida Albicans Antigen in Atopics With and Without Saprophytic Growth, *Clinical and Experimental Allergy*, 1990, 20, S. 544 bis 549

Schimmelpilzbildung kann Allergikern zu schaffen machen, *Ärztezeitung Nr. 21*, 6.2.1995, S. 32

SCHNEWEIS, K.E.; GELDERBLOM, H.; EIS-HÜBINGER, A.M.: Das 6. humane Herpesvirus: Diagnostische Möglichkeiten und pathogenetische Probleme, *Lab. Med. 14*, 1990, S. 261–265

SCHÖNFELD, U.: Das Chronische Müdigkeitssyndrom (Chronic Fatigue Syndrome), *Bundesgesundheitsblatt 12*, 1993, S. 499–505

Schutz vor Magenkrebs durch H.-pylori-Eradikation? *Ärztezeitung Nr. 14*, 26.1.1995, S. 15

Selbst kleinste Mengen Dioxin sind für Menschen gefährlich, *Ärztezeitung*, 27./28.1.1995, S. 20

STAIB, F. u.a.: Staib Agar Supplemented with the Triple Antibiotic combination for the Detection of Cryptococcus neoformans in Clinical Specimens, *Mycoses 32*, 1989, S. 448–454

Systemische Pilzinfektionen (Hrsg.: HEIZMANN, WOLFGANG R.), Stuttgart

TIETZ, H.-J.; TAUSCH, IRENE: Differenzierte Candida-Serologie auf dem Prüfstand, *Pilzdialog 4*, 1993, S. 55–56

TOMSIKOVA, ALENA u.a.: Nicht übliche opportunistische Mykosen bei Immundefekt, *Mykosen 29*, 1986, S. 363–371

Umweltgifte schädigen Fruchtbarkeit von Männern, *Welt am Sonntag Nr. 6*, 1995, S. 28

VALDEZ, J.C. u.a.: Induction of the Immune Response Suppression in Mice Inoculated with Candida albicans, *Mycopath. 93*, 1986, S. 147–150

WIDDER, RANDOLPH A., *The Lancet*, Vol. 345, No. 8945 (1995), S. 330–331

WIERSBITZKY, S. u.a.: Seroprävalenz von Antikörpern gegen das humane Herpesvirus 6 in der Bevölkerung Norddeutschlands, *Kinderärztliche Praxis 59*

Wird die MS durch Viren und Bakterien ausgelöst? *Ärztezeitung 74*, 24.4.1995

YANNAI, SHMUEL u.a.: Transformations of Inorganic Mercury by Candida albicans and Saccharomyces cerevisiae, *Applied and Environmental Microbiology*, Januar 1991, S. 245–247

13. Nützliche Adressen

Selbsthilfegruppen und ähnliches:

Allergie und Asthma e.V., Kölner Selbsthilfe bei, Postfach 801007, 51010 Köln

Allergieverein in Europa – Selbsthilfegruppe »Candida«, Marienstr. 57, 99817 Eisenach, Telefon 03691/213088

Allergiker- und Asthmatikerbund e.V., Hindenburgstr. 110, 41061 Mönchengladbach

Arbeitsgemeinschaft allergiekrankes Kind, Hauptstr. 29, 35745 Herborn

Asbestsanierung, Fachverband für, Kaiser-Wilhelm-Ring 13, 50672 Köln

Chemikalien und Holzschutzmittelgeschädigten Selbsthilfegruppe der, c/o Maria und Bruno Hennek, Rudolf-Clausius-Str. 4, 97080 Würzburg

Holzschutzmittelgeschädigten, Interessengemeinschaft der, Gelderner Str. 380, 47623 Kevelaer

Hyperaktiver Kinder, Elterninitiative zur Förderung, c/o Alexandra Stamp, Mikolastr. 31, 84034 Landshut

Kinder vor Schadstoffen e.V., Verein zum Schutz der, c/o Michel Becker, Theodor-Körner-Str. 32, 42853 Remscheid

Neurodermitiker Bund e.V., Deutscher, Mozartstr. 11, 22083 Hamburg

Quecksilberkreis München, Rembrandtstr. 21 a, 81245 München

Selbsthilfegruppe CFS München, c/o Helge Pick, Klenzestr. 88, 80469 München

Selbsthilfegruppe Chronisches Müdigkeitssyndrom e.V., Duisburger Str. 7, 40477 Düsseldorf, Telefon 0211/218724

Selbsthilfegruppe Mykosen, c/o Theresa Kapsitz, Max-von-Laue-Str. 11, 80937 München

Überaktives Kind e.V., Arbeitskreis, Dieterichsstr. 9, 30159 Hannover

Umweltmedizin, Unabhängiges Nachrichtenbüro für, Hauptstr. 41, 77694 Kehl

Umwelt-Rechtshilfe-Fond, c/o Naturschutzzentrum, Schmiedestr. 43, 40227 Düsseldorf

Zahn-Medizin e.V., Internationale Gesellschaft für Ganzheitliche, Franz-Knauff-Str. 2-4, 69115 Heidelberg

Bezugsquellen und Kontaktadressen
für spezielle Diagnostik und Therapie

Amalgamsanierungen: Adressen qualifizierter Ärzte bei: Internationale Gesellschaft für Ganzheitliche Zahnmedizin, Franz-Knauff-Str. 2–4, 69115 Heidelberg, sowie beim Quecksilberkreis München, Rembrandtstr. 21a, 81245 München

Antimykogramm: Labor Drs. Hauss, Kieler Str. 71, 24340 Eckernförde

Bakterienpräparate (Bifidobakterien und Laktobazillen): hochdosiert/auch milchfrei für Allergiker: LF-Naturprodukte, Treenering 105, 24852 Eggebek

Elektroakupunktur nach Voll e.V., Am Sender 3, 47533 Kleve

Gammalinolensäure: hochdosierte Präparate über: LF-Naturprodukte, Treenering 105, 24852 Eggebek

Hefefreie Vitamin- und Mineralstoffpräparate ohne chemische Zusätze: LF-Naturprodukte, Treenering 105, 24852 Eggebek

Isopathie nach Enderlein: Adressen von qualifizierten Therapeuten nennt die Firma Sanum Kehlbeck GmbH, Bahnhofstr. 2, 27318 Hoya/Weser

Kinesiologie: Kontakt zu qualifizierten Therapeuten vermittelt das Institut für Angewandte Kinesiologie, Zasiusstr. 67, 79102 Freiburg

Labors für Candida-Untersuchungen: Labor Drs. Hauss, Kieler Str. 71, 24340 Eckernförde (führt Analysen von Abstrichen, Blut und Stuhl auf diverse Pilze durch); L + S GmbH, Im Mangelsfeld 4, 97708 Bad Bocklet

Laktase: LF-Naturprodukte, Treenering 105, 24852 Eggebek

Naturheilmitel für Candida-Erkrankungen (Artemisia, Bioflavonoide, Candatoxcurb, Candicidin, Cervagyn, Dioxychlor, Glucosamin, Graperuitsamenextrakt, Herbs of Grace, Lapacho-Tee, Perelandra Nature Program, Tanalbit, Tanafem etc.): LF-Naturprodukte, Treenering 105, 24852 Eggebek

Nosoden-Therapie: Adressen von qualifizierten Therapeuten vermittelt die Firma Sanum-Kehlbeck GmbH, Bahnhofstr. 2, 27318 Hoya/Weser

Nystatinpulver: Bio-Apotheke, Frauenstr. 17, 80469 München

Quecksilberbestimmung durch Chelattest: Das Labor Dr. Schiwara, Straßburger Str. 19, 28211 Bremen, führt Urinuntersuchungen mittels Chelattests durch.

Schwermetall-Urintest: Harmonology in Deutschland, Schiele & Heil OHG, Ohlenstr. 1, 65207 Wiesbaden-Kloppenheim

Tests für Umweltgifte in Boden, Waser, Luft etc.: Bremer Umweltinstitut, Weilandstr. 25, 28203 Bremen. Weitere Adressen von spezialisierten Labors finden Sie im Alternativen Branchenbuch, das alljährlich aktualisiert im Altop Verlag, München, erscheint.

Vitamin C als Calciumascorbat: Erhältlich in der Apotheke als Pulver der Firma Caelo, als Tabletten über Apotheken von LF-Naturprodukte, Treenering 105, 24852 Eggebek

Vollblutanalyse/Vitamin- und Spurenelement-Diagnose: Labor Dr. Bayer, Bopserwaldstr. 26, 70184 Stuttgart

Therapeutenorganisationen

Kinderärzte, Dokumentations- und Informationsstelle für Umweltfragen, Iburger Str. 200, 49082 Osnabrück

Mykologische Gesellschaft, deutschsprachige, c/o Klinik und Poliklinik für Hautkrankheiten, Westfälische Wilhelms-Universität, Prof. Siegfried Nolting, Von Esmarch Str. 56, 48149 Münster

Mykosen, Arbeitsgemeinschaft, c/o Gemeinschaft Naturheilkunde und Psychologie, Unterortstr. 16, 65750 Eschborn

Umweltmedizin, Arbeitskreis im Berufsverband Deutscher Internisten, Schöne Aussicht 5, 65193 Wiesbaden

Umweltmedizin, Interdisziplinäre Gesellschaft für, Poststr. 11, 79730 Murg

Dr. med. Harold H. Markus/Hans Finck

Ich fühle mich krank und weiß nicht warum

Candida albicans, die maskierte Krankheit. Mit Hefepilz-
Kontrolldiät.
14. Auflage. 96 Seiten. Pbck.
ISBN 3-431-03077-7

Dr. Harold H. Markus und Hans Finck haben mit ihrem
Bestseller „Ich fühle mich krank und weiß nicht warum"
den Grundstein dafür gelegt, daß der Hefepilz als Verursacher einer Vielzahl von Krankheitssymptomen in das Be-
wußtsein der Öffentlichkeit gekommen ist.

Weitere Bücher zum Thema:

Dr. med. Harold H. Markus/Hans Finck

Warum fühle ich mich ständig krank?

Das Schimmelpilzproblem. Pilze als Auslöser von Haut-,
Darm- und Atemwegserkrankungen, neue Therapien
gegen Neurodermitis, Colitis ulcerosa, Morbus Crohn.
4. Auflage. 112 Seiten. Pbck.
ISBN 3-431-03222-2

Karen Acuff/Hans Finck

Die Anti-Hefepilz-Diät

Richtige Ernährung bei Candida albicans.
128 Seiten. Pbck.
ISBN 3-431-03355-5

Hans Finck

Freundliche Bakterien – die lebenden Pillen

Neue Wege einer sanften Therapie durch Symbioselenkung.
2. Aufl. 112 Seiten. Pbck.
ISBN 3-431-03195-1

Ehrenwirth Verlag München